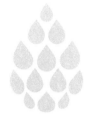

神奇的低氘水

癌症防治与健康生活新方法

DEUTÉRIUMMEGVONÁS–ÚJ LEHETŐSÉG A RÁKGYÓGYÍTÁSBAN ÉS AZ
EGÉSZSÉGMEGŐRZÉSBEN

[匈] 盖波尔·桑利埃（Gábor Somlyai）◎著

丛峰松◎译

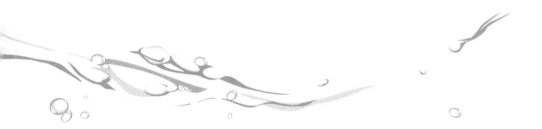

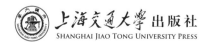

上海交通大学 出版社
SHANGHAI JIAO TONG UNIVERSITY PRESS

内容提要

　　本书根据最新的科学发现，为癌症的防治提供了一种完全不同的新的有效方法。主要内容包括肿瘤学中的常规治疗方法、最有效的治疗组合以及详细说明。书中讨论了低氘水的作用机制、影响有效性的最重要因素以及使用该方法时的注意事项，并通过对16种癌症的临床试验和具体案例研究结果，证实了这种新方法的治疗潜力。此外，书中还描述了如何利用低氘水来培养健康的生活方式，为有健康意识的个人或与疾病作斗争的人们提供了有用的指南。

图书在版编目（CIP）数据

　　神奇的低氘水：癌症防治与健康生活新方法 /（匈）
盖波尔·桑利埃〔Gábor Somlyai〕著 . 丛峰松译.—
上海：上海交通大学出版社，2023.7（2023.12重印）
　　书名原文：Deuterium Depletion: A New Way in
Curing Cancer and Preserving Health
　　ISBN 978-7-313-28539-3

　　Ⅰ.①神… Ⅱ.①盖… ②丛… Ⅲ.①饮用水 —作用
—癌 —防治 Ⅳ.①R73

中国国家版本馆CIP数据核字（2023）第056941号

神奇的低氘水——癌症防治与健康生活新方法
SHENQI DE DI DAOSHUI——AIZHENG FANGZHI YU
JIANKANG SHENGHUO XIN FANGFA
DEUTÉRIUMMEGVONÁS—ÚJ LEHETŐSÉG A RÁKGYÓGYÍTÁSBAN ÉS AZ
EGÉSZSÉGMEGŐRZÉSBEN

著　　者：[匈] 盖波尔·桑利埃		译　　者：丛峰松	
出版发行：上海交通大学出版社		地　　址：上海市番禺路951号	
邮政编码：200030		电　　话：021-64071208	
印　　制：上海文浩包装科技有限公司		经　　销：全国新华书店	
开　　本：710mm×1000mm 1/16		印　　张：14.5	
字　　数：174千字			
版　　次：2023年7月第1版		印　　次：2023年12月第2次印刷	
书　　号：ISBN 978-7-313-28539-3			
定　　价：78.00元			

版权所有　侵权必究
告读者：如发现本书有印装质量问题请与印刷厂质量科联系
联系电话：021-57480129

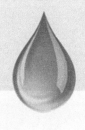

前　言

　　在《战胜癌症》一书出版二十年之后，我终于完成了本书的编写。在一个人的一生中，乃至在人类历史和科学的发展历程中，二十年都算得上是一段相当长的时间。在这二十年内，发生了许多我们在20世纪90年代末无法想象的事件和变化，不管是现在还是将来，我们都很可能会继续面临许多不可预见的挑战和变化。2001年，纽约世贸中心遭遇恐怖袭击，世界陷入一片沉寂，2008年，人类刚从一场席卷全球的经济危机中幸存下来，却又在2015年面临了严重的移民危机，2020年，新型冠状病毒引发的疫情迫使人类不得不重新思考自己的生活方式。疫情使经济瘫痪，街道空荡长达数月，人们的自由行动、就业和娱乐活动都受到了前所未有的限制。到本书出版时，已有超过5 000万人感染了新型冠状病毒，死亡人数超过100万人。我们不知道未来二十年会给我们带来什么，但回顾过去，我们值得探讨治疗癌症方面发生的一些改变。1999年至2015年，全球新增癌症病例增加了36%，2018年，统计数据显示癌症病例新增1 810万例。据预测，到2040年，新增癌症病例将增至2 950万。这也意味着，如果不对癌症的预防和治疗措施进行重大革新，二十年后死于癌症的人数将从960万增加到1 560万。目前持续的疫情警示全世界注意这样一个事实——我们正处在保护环境、改善人类生活质量的重要变革和决策时刻。本书旨在介绍一种新型亚分子方法，为人类有效且可持续地实施安全无害的治疗方法开辟一条新的道路，从而帮助人们更好地理解和有效防治癌症以及其他慢性疾病。

盖波尔·桑利埃博士

2020 年 11 月

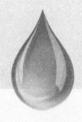

写给中国读者的一封信

亲爱的中国读者：

　　无论我们生活在世界何处，癌症仍然是当前人类不得不面对的一个尚未解决的挑战。科学界在与这种疾病的斗争中付出了巨大的努力。我们必须确定癌症发生的关键机制，并寻找新的治疗方案，以更有效地治愈癌症，同时提高患者的生活质量。尽管做了种种努力，但问题依然存在。您手中的这本《神奇的低氘水——癌症防治与健康生活新方法》包含了关于低氘水研究的最新信息，以及应用低氘水获得的重要的临床成就。这项研究始于20世纪90年代初，当时我作为高级研究员加入了美国国家肿瘤研究所。第一批证明低氘水抗癌作用的研究成果迅速引起了中国相关科学家的浓厚兴趣。我要特别感谢上海交通大学生命科学技术学院丛峰松博士，他从2008年开始研究低氘水的生物学功能，并为本书中文版的发行做出了重要贡献。丛博士是最早证实低氘水对肿瘤生长有抑制作用的科学家之一。到目前为止，科学界已确凿地证明了氢氘比的变化是细胞生长的关键调节因素，更重要的是，它是探究如何抑制肿瘤生长的线索。如今，细胞生长的调节机制已广为人知，这为我们提供了新的思路，帮助我们开发出更有效的癌症药物并且尽量避免产生不良反应。在本书中，我分享了我们在截至 2020 年的过去几十年内积累的知识和经验。本书为癌症患者和医学专家提供了有关低氘水抗癌机理的科学信息及依据，同时介绍了低氘水目前的应用。在我看来，在当今世界，全球癌症负担正在上升，给人口和卫生系统带来了巨大压力，努力寻找可持续、有效、无害的癌症预防和治疗方法至关重要。为了避免这种负担持续加重，我们需要全世界尽可能多的科学家和医学专家的合作。让我们畅想利用低氘水为下一代创造一个更美好的未来！

盖波尔·桑利埃 博士

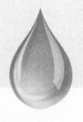

译者前言

随着人类文明的不断进步，西医在诸如传染病的防治、内科与外科的紧急处置、先天缺陷的治疗等方面表现出强大的治疗效果，但同时，考虑到化学药物和手术治疗的有限作用及可能产生的不良反应，人们也致力于寻求更多安全有效的治疗途径。

低氘水疗法为癌症和其他慢性退行性疾病的预防与治疗开拓了一个新的视野，同时提供了新的选择途径。

盖波尔·桑利埃（Gábor Somlyai）博士是一名分子生物学家，也是国际上最早从事低氘水研究的匈牙利科学家之一。他连续多年举办国际低氘水研究大会，本书译者也曾两次受邀参加大会，并做大会主题发言。过去近二十年，世界上包括匈牙利、罗马尼亚、日本、法国、中国、俄罗斯等国家以及美国国家航空航天局（NASA）实验室的科学家和临床医学家都在积极开展超轻水的动物和人体临床实验。

大量的实验数据表明，已经有很多人通过饮用低氘水恢复并保持健康，低氘水在治疗癌症、白血病、自身免疫问题、筋肿、高血压、肝炎、脑梗死等疾病，以及改善失眠与消除疲劳、美容去斑等方面均取得了很好的效果。

随着低氘水研究的不断深入，低氘水作为癌症防治的辅助疗法，逐渐引起了人们的重视,潜在市场不容小觑。此外,低氘水在饮用水、保健饮品(如延长寿命、降低血糖、增加免疫力等功效)、护肤品(如去斑、抗衰、防晒等功效)领域的应用也有巨大的潜力。

为了让更多的人了解低氘水并能从中受益,上海交通大学引进了《神奇的低氘水——癌症防治与健康生活新方法》这本累积了二三十年临床研究成果的著作,希望此书的出版对我国低氘水研究事业的发展起到良好的推动作用。

最后,感谢上海超轻水实业发展有限公司、新疆雪都冰川水有限公司、集美控股集团有限公司和泸州宇泉超轻饮用水有限公司等企业在推动我国低氘水产业发展过程中所做出的贡献和对本书出版的支持;感谢盖波尔·桑利埃博士在低氘水领域的开创性研究和为积极推动本书在中国的顺利出版发行所做出的努力;感谢佟艳辉女士和郭德勇先生在本书出版过程中给予的协助。

2023年5月于上海交通大学

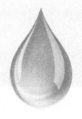

目　录

第一章　癌症的一般特征

什么是癌症?

　　癌症的致病因素和临床表现多种多样，是一种复杂的医学病症，因此很难为这类医学病症给予一个简单而专业的定义。从严格的专业意义上讲，"癌"（carcinoma）这个表达只适用于恶性肿瘤。恶性肿瘤有一个共同特征：在一定时间内（在几周内，但大多数是在3年、5年或长达10年内）从一个单细胞形成一组细胞。这组细胞在功能和形态上明显不同于周围的健康组织。其中一个特征是细胞不受控制地分裂，导致肿瘤细胞逸出并扩散到邻近组织。从肿瘤组织上脱落的细胞进入血液和淋巴系统，并随体液进一步进入体内其他组织。一旦这些细胞附着于身体组织继续生长，就会产生新的肿瘤，这就是癌症的转移。如果是造血系统恶性肿瘤，则会释放大量的母细胞样细胞到血液中。

　　一般来说，一个单细胞长成用目前技术可以检测出来的0.5～1 cm大小的肿瘤需要4～5年的时间，此时，这块肿瘤组织中的细胞数量已超过1 000万个。癌症的"诡谲"本质源于这一事实：在最初的4～5年里，肿瘤保持在可检测的大小阈值以下，患者没有出现任何症状或不适，而在此期间，大量癌细胞会脱离肿瘤组织。如果这些细胞转移到了身体的其他部位，那么即使原发肿瘤在几年前就被切除了，也能在随后的4～5年出现转移癌。这就是为什么我们认为5年期对癌症治疗是至关重要的。如果在5年内没有出现新肿瘤，那么很可能是常规治疗和人体免疫系统的联合作用已经摧毁了所有原发的肿瘤细胞。肿瘤是一个复杂、长期和多阶段过程形成的"最终产物"。我们可以打一个比方，将一个弹珠置于斜坡上的一个坑中，以此来演示这个过程。细胞的遗传和代谢过程出现不平衡会导致弹珠"失衡"，这可能使它离开原来的位置，滚下斜坡。某些"稳态"机制可以帮助弹珠找到方法重新回到坑中。在健康细胞中，作用在斜面方向上，促使弹珠离开原位的力与阻止弹珠移动的力保持平衡。肿瘤形成过程中第一件事就是要克服这一障碍。细胞在形成肿瘤的过程中，一旦有一个细胞"挣脱束缚"滚落，斜坡上的下一个坑可能会阻碍它继续向下移动，但如果向下滑动的力大于阻碍力，它会迅速克服这个障碍。一个细胞"克服"的障碍越多，下一个障碍就越容易被克服，向下滚动的速度也越大。当失衡的过程不再能阻止细胞，细胞就会从斜坡上滚下来，此时就再也无法阻止细胞不受控制地分裂（见图1-1）。

有一项公认的理论认为，肿瘤形成主要源于遗传密码中的一系列错误[1]。在人的一生中，从受精卵到死亡，人体内大约会发生1×10^{16}次细胞分裂。我们身体里的每一个细胞（除少数例外）中都有一组由32亿个"字母"组成的遗传密码。本书的英文原版共含约360 000个字母，这意味着一个细胞的遗传密码长度相当于本书长度的9 700倍。该遗传密码仅用四个字母表示，分别对应于构成细胞遗传物质DNA的四个碱基。这些字母如下：A代表腺嘌呤，T代表胸腺嘧啶，G代表鸟嘌呤，C代表胞嘧啶。细胞在每次分裂之前会复制其遗传密码，以便其子细胞获取与其相同的DNA。复制遗传程序的酶（蛋白质）会不时出错，在子细胞遗传密码的某个位置插入一个错误字母。如果这些错误发生在由32亿个碱基对组

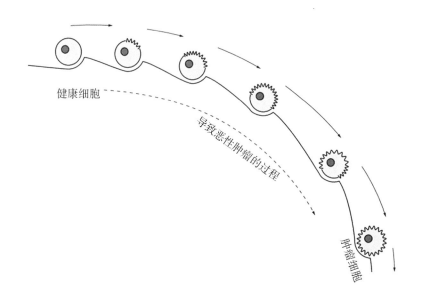

图1-1 以弹珠从斜坡上的坑中滚落的过程揭示癌细胞的恶化是一个多阶段过程

成的遗传密码的重要位置上，而这个遗传密码又在控制细胞分裂中起着关键作用，那么这些细胞的行为将与周围的细胞不同，分裂将更加频繁。这可能导致细胞群生长逸出其周围环境，其宏观表现为肿瘤。

癌症的代谢途径表明，引发癌症的根本因素是细胞代谢紊乱[2]，尤其是在被称为"细胞动力工厂"的线粒体中。奥托·沃伯格[3]在20世纪20年代初期提出了这一假设，随后他因此项研究而获得了1931年的诺贝尔生理或医学奖。三磷酸腺苷（ATP）分子将营养物"燃烧"产生的能量储存在高能化学键中。三磷酸腺苷可以在线粒体有氧（有氧代谢）或细胞质无氧（无氧代谢）的情况下合成。线粒体有氧代谢中三羧酸循环（Szent-Györgyi-Krebs循环）产生的最终产物是二氧化碳和水。与之不同的是，细胞质无氧代谢中不会发生有机化合物完全氧化，在这个过程中乳酸与二氧化碳和水一起被释放出来，细胞转而又利用其来合成其他有机化合物。奥托·沃伯格的结论是，尽管可以获得氧气来促进线粒体中的营养物质完全氧化，但肿瘤细胞中三磷酸腺苷的合成却是在细胞质中通过糖无氧酵解进行的。

支持癌症遗传理论的论据

细胞在进化的过程中，形成了精确的修复机制，可以立即修复因遗传密码复制不正确而导致的错误。发生的错误数量和纠错系统的效率共同决定了遗传错误的"净"平衡结果。这个纠错系统的工作效率惊人。每复制DNA序列中的1 000个碱基对，大约会出现1个错误。而由于DNA具有修复机制，因此一次完整的DNA复制的每100万个碱基对中包含不到1个错误。换句话说，在1 000个遗传错误中，无法修复的错误细胞仅1个。因此，肿瘤形成的概率取决于遗传密码中出现错误的频率，以及细胞修复机制的准确性。有些人的修复机制效率非常高，而有些人的修复机制效率低。这解释了为什么两个风险因素相同的人有一人可能会生病，而另一人却不生病。

某些化学物质会大大增加遗传错误发生的风险。这就说明了为什么处理有毒物质的人员，主动或被动吸烟者、暴露于强紫外线或放射性辐射者的患癌风险增加。很显然，遗传错误数量的增长使得修复机制出错的概率也增加了。修复机制中的缺陷可能会引发一系列变化，一旦失控，就无法阻止细胞的迅速分裂。

从预防意义来看，上述机制显示了两个重要信息：① 每种可能会增加体内发生遗传错误的风险的化学物质都会增加肿瘤形成的概率；② 首次出现遗传错误的年龄越小，细胞就越早开始积累遗传错误，发生突变，最终导致肿瘤形成。这就解释了为什么吸烟者、受污染地区居民，或处理致癌物质者比普通人群患癌症的概率更高。随着年龄的增长，患癌症的概率也会增加（见图1-2）。图1-2显示，从40岁开始，患癌病死率激增。在50多岁的人群中，每年每100万人中约有30人因癌症死亡，而在80多岁的人群中每年每100万人中约有400人因患癌死亡[4]。

　　随着体内细胞分裂增多，遗传错误的数量也在增加。这种增长意味着，在一个特定细胞中，一些遗传错误已经在影响和调节细胞的分裂，使细胞很快到达一个不可逆转的临界点。

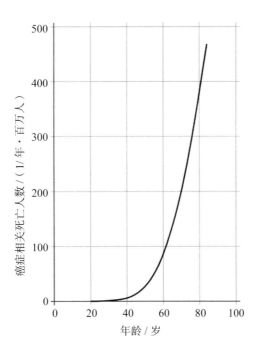

图1-2　不同年龄的癌症死亡人数

有遗传倾向的癌症，如果家族中有癌症患者，其后代患癌的风险也更高。如今，我们的技术能够相当准确地检测癌症遗传倾向。对于这些人来说，关键是要降低风险、减少遗传错误发生的概率以保持身体健康。

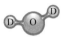 ## 支持癌症代谢理论的论据

在遗传学看来，癌症是因大量遗传错误的积累而形成的。但另一种观点却认为，肾透明细胞癌的形成是由于线粒体中一个编码延胡索酸水合酶的基因发生了突变[5]。这部分遗传功能的缺失也意味着线粒体的TCA循环（或Szent-Györgyi-Krebs循环）将停止工作。一项关于肿瘤细胞中的线粒体转移到健康细胞的研究已经证明，线粒体在癌变过程中起了关键作用。一旦肿瘤细胞的线粒体转移到健康细胞，健康细胞也会表现出肿瘤表型[2]。而与推测相反的是，当肿瘤细胞的细胞核转移到健康细胞的细胞质中时，细胞仍保持健康。为什么即使这些细胞的遗传物质中含有肿瘤细胞突变，仍不会表现出肿瘤细胞的特征呢？流行病学数据回答了这个问题：某些癌症的发病率因受检人群的地理区域、生活方式和饮食而存在显著差异。

单单遗传错误并不足以导致肿瘤形成，这说明遗传错误仅起了次要的作用。在许多个体中都可以检测到遗传错误，但是这些人不一定会罹患癌症。例如，在同卵双胞胎中，他们的基因组成完全相同，其中一人患了癌症，而另一人却安然无恙。

支持或反对这两种观点的论据还可以列举很多，但是很难找到一个令人信服的答案来协调这两种观点。希望本书中提出的科学证

据和新型亚分子癌症治疗法能够解决这两种理论之间的争议，并证明这两种说法各有道理。

 ## 当前癌症治疗的重心及方向是什么？

人们可能对癌症治疗的现状持有不同的观点。这主要取决于发表不同观点者的专业背景和考量因素。最重要的是要弄清楚把癌症视为不治之症是否合理。在过去几十年，医学取得了巨大的发展，有很大一部分特定肿瘤类型（如睾丸癌或儿童白血病）患者能够通过适当的治疗方案得到有效治疗。即使不能完全治愈，但也有了一个相当大的突破——目前有可能将急性病"驯化"成慢性疾病，以延长患者的生命，同时保证其生活质量。

从数据上观察现代癌症治疗的疗效来看，2018年全球报告了960万例[7]癌症相关死亡，仅匈牙利就有3.3万例，而其中大多数患者接受了相应的肿瘤治疗。

鉴于统计数据分析，目前的问题是现代肿瘤学是否在进行有效的探索。如果我们不能面对目前进一步发展的方法并不能真正解决问题，我们就无法改变现状。美化和夸大部分结果只会令我们忽视当前可用的工具，使它们不能得到充分的利用。我们需要探索一种新见解、新发展以及超越当前治疗方法和策略的新方法。低氘水就是这样的一种治疗策略。迄今为止，已有近百篇科学论文介绍了低氘水的研究和临床结果。越来越多的证据支持天然低氘水在调节生物过程中的重要作用。

本书作者在1999年出版的《战胜癌症》一书中引用了Tim Beardsley 1994年发表的文章中的几段内容[8]，反思尼克松总统的抗癌战争和1971年颁布的《国家癌症法案》为何没有取得足够的进展。那篇文章传达的信息今天仍然适用。该文章表达了国家癌症研究所Peter Greenwald博士对基因疗法、免疫疗法和改变特定基因的活性将如何迎接挑战的乐观态度。

如今，也就是2020年，再阅读这篇25年前的文章，很明显，在这期间癌症治疗并未取得实质性的突破。虽然该文章中设想的疗法在过去的25年里已经实现，但我们距离真正解决问题还很远。因为今天，癌症依然在深深地困扰着我们。有一些病例，新疗法使得他们的预期寿命增加了，但这并不能改变每年有900万人死于肿瘤的事实（更不用说治疗费用剧增），根据世界卫生组织的统计数据，到2030年，癌症患者年均死亡人数预计将超过1 300万。

有很多大型数据库都按肿瘤类型、性别和地理分布等列出了癌症发病率和存活率的数据。人们普遍认为，在全球新增癌症病例中，癌症病死率为40%～60%（各国数据不同）。在全球范围内，发现1 400万新增癌症病例中，有880万人不幸死亡。有文献显示了每年的癌症新增病例数和每年的癌症死亡的详细数据，美国境内的统计数据如表1-1所示，该表展示了当前癌症疗法的疗效。

表1-1中增加了发病率/病死率一栏。这一栏显示了当前治疗手段对特定癌症类型的疗效。乳腺癌、前列腺癌、子宫内膜癌和唇-口腔癌的这一比值高于5。宫颈癌和膀胱癌的这一比值高于3。在女性中，三种肿瘤类型（结肠直肠癌、胃癌和白血病）的这一比值高于2。在男性中，结肠直肠癌的这一比值低于2。所有其他肿瘤类型（肺癌、卵巢癌、食道癌和肝癌）的这一比值均低于2，这意味着这些患者中有一半会在一年内死亡。该比值高于或等于5的肿瘤

表1-1　2018年美国男性和女性的新增癌症病例数
（发病率）和癌症相关死亡人数（病死率）

癌症类型	女　性			男　性		
	发病人数	死亡人数	发病/病死率	发病人数	死亡人数	发病/病死率
乳腺癌	266 120	40 920	6.50	2 550	480	5.31
宫颈癌	13 240	4 170	3.17	—	—	—
结肠直肠癌	47 530	23 240	2.04	49 690	27 390	1.81
肺癌	112 350	70 500	1.59	121 680	83 550	1.45
胃癌	9 720	4 290	2.26	16 520	6 510	2.53
子宫内膜癌	63 230	11 350	5.57	—	—	—
卵巢癌	22 240	14 070	1.58	—	—	—
白血病	25 270	10 100	2.50	35 030	14 270	2.45
食道癌	3 810	3 000	1.27	13 480	12 850	1.05
前列腺癌	—	—	—	164 690	29 430	5.59
肝癌	11 610	9 660	1.20	30 610	20 540	1.49
膀胱癌	18 810	4 720	3.98	62 380	12 520	4.98
唇-口腔癌	13 560	2 390	5.67	34 720	6 000	5.78

类型对治疗反应良好，可能会完全缓解，如果能在早期发现，这种疾病还可以治愈。然而只有少数肿瘤属于这一类型。对于大多数癌症来说，这一比值为1～3。在男性和女性中，肺癌的这一比值分别为1.45和1.59，这意味着几乎所有诊断出肺癌的患者在诊断后都活不过一年。这个数字尤其令人震惊，因为肺癌是最常见的癌症之一。

在过去的几十年里，基因组研究一直是抗癌药物研发的风向标。该研究旨在检测并分析个体的遗传错误，最终目标是找到量身定制治愈癌症的解决方案。虽然近年来，新型抗癌药物改善了癌症死亡统计数据和患者的预期寿命，但没有取得实质性突破。

不论是过去还是现在，开发抗癌药物费用都非常昂贵。制造商将这些费用包含在了治疗价格中。每位患者每月的抗癌药物费用为3 000～6 000美元。然而令人困扰的是，虽然药物和治疗的成本成倍增加，但据报告，疗效却微乎其微。

竭尽全力之后的我们仍面临着艰巨的挑战，我们能在治疗癌症方面取得实质性突破吗？

第二章　生物学范式的转变

 分子和亚分子生物学的概念

有关生物过程的科学领域主要建立在分子观点的基础上。近几十年来，化学和分子生物学研究揭示了细胞中的生物化学和遗传过程，探索了生物化学途径，并发现了负责细胞完整性和基本功能的化学反应。研究还显示了生物分子是如何合成和分解的，并绘制了许多蛋白质的结构图。几十年来，在各种药物被竞相开发的现代社会，为了解哪些生物分子在特定适应证领域能表现出积极的生理效应，以及已知的生物化学过程是否可以解释它们的作用模式，研究人员已检测了数千种生物分子。在现代肿瘤学中，正是凭借这类检测的结果，许多抗肿瘤药物的有效性得到了验证，并成功获得注册。尽管取得了一部分成果，但很明显，癌症依然没有行之有效的特效治疗方法。确定主导致癌基因是一个初步突破。分子遗传学研究有助于实现靶向药物开发。然而，该方法仍作用于分子层级，靶向作用于由特定基因编码的蛋白质。人们普遍认为，有了这种新方法，可以实现实质性的大突破，而且只需几年的时间。我们已经确定了数百个与癌症形成有关的基因，并且目前有数百个临床研究项目正在进行，但我们仍在等待真正有效的治疗方法。

在此有一个需要我们关注的重要问题，其实这是几十年前我们就应该关注的问题，那就是快速而复杂的生化、遗传和细胞生理过程能否在分子层级上进行调节并相互协调。

Albert Szent-Györgyi走在了时代的前列，他四十多年前就提出了这一问题[10-11]。他认为，蛋白质大分子（通常是药物开发的主要靶标）不能使细胞发生快速、复杂的调节作用。Szent-Györgyi推断，如果两个分子由相同的原子组成，其中一个分子多了或少了一个电子，那么这些分子在亚分子水平上是不同的，而这一事实可能对细胞生理过程的调节至关重要。他指出，这种亚原子粒子（电子）重量轻、流动性好，因而能够起到调节的作用。电子能够调节并使分子过程同步，但如果它们的自由活动受到干扰，就可能会导致癌症。

在观看了20世纪70年代Szent-Györgyi的著名电视采访后，我继续思索亚分子调节。我提出了一个构想——也许不是带负电的电子，而是带正电的氢离子在调节细胞分裂和癌症形成中起着关键作用。我坚定自己的这个想法，于是从那时起，我开始回顾并反思所有以它为基础的科学知识。四年后，我已进入匈牙利塞格德的约瑟夫·阿提拉大学（今天的塞格德大学）学习生物学，正在准备物理化学考试。学习焓、熵和pH值后，我突然意识到氘（一种天然存在的氢的重同位素）和氢一起可能在基因和酶的功能以及调节细胞分裂中起到关键作用[12]。在转行进入分子生物学领域，获得博士学位并获得两项海外奖学金后，我又等了整整十年，才终于开始开展实验来证明亚分子调节系统的存在（SMRS）。

为了验证我的假设，我只需要提出一个简单的问题："自然产生的氘是否在生理过程中起了作用？"要回答这个问题，最简单的方法是研究改变氘/氢比后达到的低于自然水平的氘浓度（低氘水）是否会影响细胞和生物体的生理过程。

我们过去三十年的研究结果[12-23]和其他一些研究结果[24-30]证实了低氘水会改变不同生物系统中的许多细胞的生理过程。

观察表明，细胞能感觉到氘浓度的变化，这些变化会诱导并影响细胞和生物体的一些基本生理过程。

这暗示了亚分子调节系统的存在，该系统是在生命出现后的数十亿年间不断进化形成的。它通过氘/氢比来调节生物体基本的遗传、生化和生理过程。

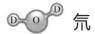 氘

氢有三种天然存在的形态（同位素）：¹H（氕，也称氢，符号为H）、²H（氘，也称重氢，符号为D）和³H（氚，也称超重氢，符号为T）。氘是氢的一种稳定、非放射性同位素，其原子核中有一个质子和一个中子（质量与质子相同）（见图2-1）。由此可见，氢的两种稳定同位素之间存在100%的质量差异。超重氢的原子核包含两个中子和一个质子，这使得其原子核不稳定，导致这种氢同位素具有放射性。几十年来人们已经知道，因为氢和氘的质量不一样，所以含有氘的分子在化学反应中表现不同。例如，如果一个化学键包含氘而不是氢，那么在化学反应过程中，要使它分离的话就需要6倍以上的时间[31-33]。第一次尝试生产重水（D_2O）也是基于这一观察。在水的电解过程中（由于电流的作用，氢和氧分子通过化学反应从水中释放出来），H_2O的分解速度比D_2O快几倍。在剩余的水中，重水的浓度稳步增加。如果将分子中的氢置换成氘，化学反应的速度会大大减缓。这种所谓的同位素动力学效应为研究提供了难得的机会，可帮助研究者了解化学反应的工作原理以及在化学研究中广泛使用氢和氘置换。

就D/H同位素而言，一杯水包含三类水分子：轻水（H_2O）、

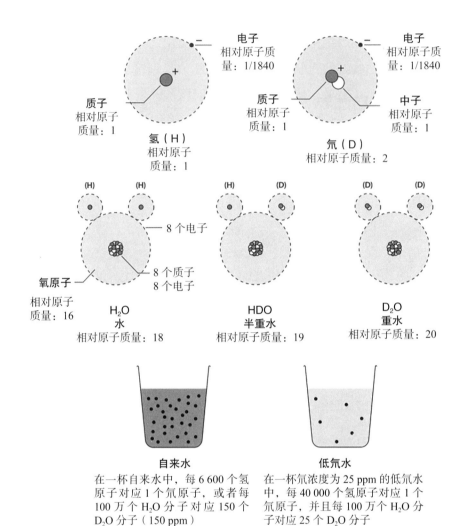

图2-1 氢与氘的组成

半重水（HDO）和重水（D_2O）。在低氘水中，氘分子的数量较少，因此D/H比倾向于向更小的方向移动。

自然界中的氘

在我们的星球上，生物体内的氘含量主要由蒸发的海水中的氘含量决定，海水经过大气循环后以雨雪等降水形式返回地球表面。

在评估地球上数百个点的降水的氘测量值后[34]，我们可以得出结论：降水中的氘含量从赤道到北极和南极、从海洋到内陆以及随着海拔升高逐渐降低。这是由 H_2O 和 D_2O（还有 HDO）之间的蒸汽压不同而形成的。事实上，一些核反应堆用来生产重水的分馏过程也是基于这种差异。

人们通常用测量单位ppm确定低氘水的氘含量（DDW）。1 ppm代表一百万个氢原子（H）中含有1个氘（D）原子。它也能显示一百万个水分子（H_2O）中重水分子（D_2O）的数量。（注：在地表水中，氘通常不是以 D_2O 的形式存在，而是以 HDO 的形式存在。）

在温带气候区，地表水的氘含量为143 ～ 150 ppm（也就是说，在一百万个氢原子中，有143 ～ 150个氘原子），波动很小。但在赤道附近，地表水的氘含量为155 ppm，而在加拿大北部内陆地区为135 ～ 140 ppm（见图2-2）。

来自地球不同区域的降水样品的氘浓度是不同的，这是由 H_2O、HDO 和 D_2O 的不同物理性质造成的。在赤道地区，从海洋中蒸发的水的氘含量与海水的氘浓度大致相同（154 ～ 155 ppm）。然而，当云层朝赤道以北或以南移动并以雨雪形式释放水汽时，HDO 和 D_2O 分子从云层中降下的速度比它们出现在云层中的速度

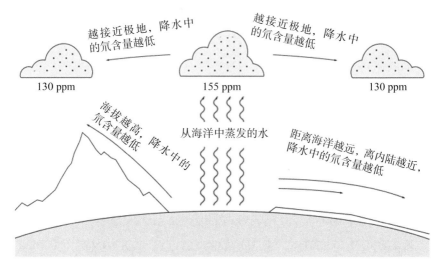

越接近极地，降水中的氘含量越低

越接近极地，降水中的氘含量越低

130 ppm

155 ppm

130 ppm

海拔越高，降水中的氘含量越低

从海洋中蒸发的水

距离海洋越远，离内陆越近，降水中的氘含量越低

图2-2　地表水的氘含量

更快。越靠近北极地区，云层会逐渐释放出其重水量。当云层被迫越过物理障碍时，如高山（山中高海拔地区降水的重水量低于山脚降水），也会出现同样的现象。与沿海地区相比，内陆降水的重水量也进一步减少。

如果我们将150 ppm值计算为摩尔浓度（单位为毫摩尔每升，mmol/L），就会发现在天然水中，D_2O的浓度为8.4 mmol/L，对应的HDO浓度为16.8 mmol/L。氘主要以HDO形式存在于天然水中。

成人身体中，水约占人体质量的60%。用该值调整上述浓度，并考虑到其他有机化合物或无机化合物可能含有氘的情况，我们可以计算出人体中的总氘浓度为12 ～ 14 mmol/L（要证明人体中的氘含量，我们可以估算一名质量约50 kg的成人的身体中的氘和氢含量。该体重的成人的身体含有5 kg氢和1.5 g氘。）

而人血清中钙的浓度为2.24 ～ 2.74 mmol/L，镁的浓度为0.75 ～ 1.2 mmol/L，钾的浓度为3.5 ～ 5.0 mmol/L。氘的浓度比钙的浓度高6倍，比镁的浓度高10倍，比钾的浓度高3倍。基于上述浓度，我们可能会提出一个合乎逻辑的问题：如果钙、镁和钾等浓度比氘低得多的元素是生命不可或缺的，那么科学怎么会在60多年里忽视氘的重要性呢？

氘含量低于自然水平的水：低氘水（DDW）

低氘水（DDW）是一种氘含量低于自然水平的水。在温带气候区的天然水中，平均每一百万个水分子（H_2O）中有143 ～ 148个是半重水（HDO）和重水（D_2O）。多瑙河中的氘浓度为143 ～ 144 ppm。夏季降水的氘浓度可高达154 ppm，而冬季降水则低至130 ppm。在我的实验中使用的DDW浓度为25 ～ 125 ppm，在此低浓度范围内的氘几乎完全以HDO的形式存在。

生产低氘水

生产低氘水最常用的方法是分馏。分馏过程基于H_2O、D_2O和HDO具有不同沸点。含氘分子的水的沸点比不含氘分子的水的沸点高1.5 ℃。因此，如果水被蒸发，所产生的蒸汽中的D_2O浓度会降低几个百分点（因为它含有的氘较少）。在100 ℃下，每进行一次沸腾/冷凝循环，水蒸气中的氘浓度都会降低1 ～ 1.5 ppm。一旦产生的水蒸气再次被冷凝和蒸发，水蒸气中的氘浓度就会进一步降低。在工业生产中，这个过程发生于10 ～ 30 m高的蒸馏塔中。根据塔的大小，每小时有数百千克（甚至高达1 000 kg）的蒸汽被送入塔内。当蒸汽到达塔顶时，它已凝结并蒸发30 ～ 100次，结果只产生了几十升低氘水。最终产品可视作超纯水，不含所有溶解的盐、污染物和部分半重和重水分子。

　　一些网站称某些家用设备能够有效降低家庭饮用水的氘浓度。在某些情况下，该设备的制作原理确实可行，但实际上这些设备并不能有效降低水的氘浓度，更不用说满足人的每日低氘水摄入量了。《临床和实验健康科学》（*Clinical and Experimental Health Sciences*）期刊驳斥了那些认为仅用自制低温方法就能显著降低水中氘浓度的错误观点。研究人员使用了 19 L 水，低温冷冻 2～3 小时后，丢弃冰冻部分，只留下液态水。研究人员不断重复这些步骤，每次测量除去冰冻部分后留下液态水的氘含量。测量结果表明，这一费力的过程最终产生 200 mL 的水，氘浓度为 144 ppm。这仅比初始值 147 ppm 低了 3 ppm。研究结果提供了经验证据，反驳了使用这种方法可能降低水的氘浓度的观点[35]。

氘的生物效应

在氘含量高于自然水平的环境中的生物学效应

　　氘和氢的不同化学性能也体现在生物系统中。在发现氘之后的几年内（从 20 世纪 30 年代开始），研究人员观察到，高浓度重水对生物系统中的一些生物过程有着实质性影响。实验证明，烟草植物的生长速度取决于浇灌植物用水中的重水百分比。如果用普通水浇灌，植物以正常速度生长。增加重水的量后，烟草植物的生长受到抑制，抽出的枝条越来越短[36]。在用霉菌黑麹菌进行实验时，也观察到了非常显著的变化。黑麹菌，顾名思义，是一种黑色霉菌，但生长在重水中时，它会保持柔和的乳白色。也就是说，在重水培养基中，这种霉菌不能再制造出黑色素。眼虫属（单细胞鞭毛真核生物，含有叶绿素且对红光敏感）是最简单的生物之一，白天对光有反应，但晚上对光没有反应。如果放入氘浓度超过45%的水中，它们对光的反应能力就会受阻。放入轻水中可以让它们恢复这种能力，但其昼夜节律会发生变化。放入高氘浓度水中的时间越长，它们的昼夜节律变化越大。在所有其他已知的环境和化学因素中，只有氘有能力改变生物体的昼夜节律。与其他生物不同的是，绿藻只能从水中获取合成有机化合物所需的氢。生长在重水中的绿藻在许多方面（除了物理外观）不同于生长在普通水中的藻类。它们的蛋白质、碳水化合物和核酸组成不同，其光合作用仅为正常情况的1/3。用从这些富含氘的藻类中提取的化合物可进行一些重要的生物学研究。另外，重水对动物的血常规有不利影响，在极端情况下，浓度高于35%的重水会导致动物（狗）死亡[37]。小鼠和大鼠的相关研究也证实，与较简单的生物体相反，在复杂的生物体中，不能将氢完全地置换成氘。

考虑到生物体的主要组成成分是水，因此重水对生物体的影响就不足为怪了。重水在许多方面不同于普通水（H_2O），包括其化学性质。重水的熔点比轻水高4℃，沸点比轻水高1.5℃，密度比轻水高10%，黏度比轻水高25%。所有这些数据都支持了"重水的结构比普通水'更紧密'"这一普遍的观点。生物体内的一部分与氧、硫和氮结合在一起的氢原子在重水培养中会马上被氘置换。这样一来，稳定蛋白质和多肽结构的氢键就会被更强的氘键所取代。这就解释了为什么蛋白质的结构在重水中更稳定、更能抵抗变性和构象变化。

D/H比的变化是一种自然的生物过程

科学测量技术可以帮助我们检测氘的存在并明确其在构成细胞的分子、营养物和身体中的分布。研究结果表明，特定植物分子中的氘与氢的比值可能与环境中的该比值有很大差异，植物的代谢过程解释了这种差异。例如，如果植物使用C_3或C_4生化途径来固定大气中的碳，糖分子中的氘浓度会不同程度地降低。在某些情况下，利用CAM光合作用的植物可以提高它们的氘浓度。这意味着人体内的氘浓度在很大程度上受到我们饮食中植物的影响。例如，菠菜、小麦、水稻和大麦会利用C_3固碳，玉米、甘蔗、小米和高粱会利用C_4固碳。在C_3植物的糖分子中，氘浓度比C_4植物的低10～15 ppm[38-39]。

在藻类中，细胞在光照过程中对氢同位素进行区分，但在黑暗中不会做出这种区分[40]，这证明了生理过程的复杂本质及其对氘/氢比变化的敏感性。

在研究各种食物的氘浓度时，还发现了其他显著差异。表2-1列出了一些食物的氘浓度。

表2-1　含有不同营养素的干物质中的氘浓度

物质种类	氘浓度/ppm
面粉	150
糖	146
松软干酪	136
橄榄油	130

（续　表）

物质种类	氚浓度/ppm
黄油	124
猪油	118

　　氘在有机化合物中分布的一些研究证明，氘在分子中的位置和分布不是随机的，而是由特定分子决定的。研究还表明，碳水化合物与动物脂肪的氘浓度有很大差异。在亚麻酸（一种含18个碳原子的脂肪酸）中，第9个碳原子上的氘浓度仅为60 ppm。在第10个碳原子上是120 ppm，在第11个碳原子上是90 ppm，在第12个碳原子上是120 ppm，在第13个碳原子上是60 ppm[41-42]。同样，研究证明，碳水化合物中氘的分布偏离了统计预期的随机分布，为特定植物所特有[43]。这些观察结果表明，生化过程中的同位素效应和参与化学反应的各种分子的氘浓度决定了氢的重同位素氘在化合物中存在特定的位置。因此，氘在不同分子中的分布和位置以及由此产生的变化是确定的，而不是随机的。这也表明氢的同位素在生物体内起着调节作用。

DDW摄入量对生物体氘水平的影响

　　在动物和人类身上证明了摄入DDW会使受试动物的氘水平下降。我们使用含25 ppm氘的兽医配方（Vetera-DDW-25）可在3个月内将犬血清中的氘含量从145 ppm降至65 ppm。在二期人类临床试验中，30名早期诊断出糖尿病的患者每天饮用1.5 L浓度为104 ppm的DDW，持续90天。在临床研究开始时，患者血清中的平均氘浓度为147.5 ppm（146～150 ppm）。到第三个月结

束，平均氘浓度下降到133.9 ppm。此时，血清中的氘浓度范围为
125～143 ppm。就个体差异而言，氘浓度的最小降幅为4 ppm，
而最大降幅为24 ppm[44]。这表明，除了所摄DDW的浓度差别外，
还有许多其他因素也可能影响氘浓度的下降幅度。出现最小降幅
（4 ppm）的患者饮用DDW的量少于每日规定量1.5 L（104 ppm），
或者饮用了大量正常氘浓度的其他液体。图2-3示意了参与临床研
究的患者血液中氘浓度的变化[44]。

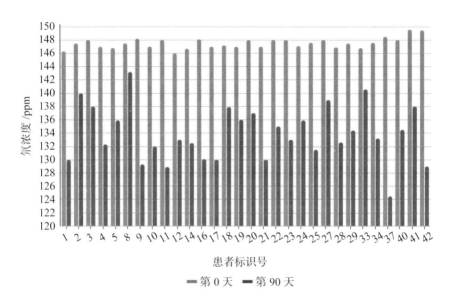

图2-3　研究开始时（第0天）和研究第90天患者血清中的氘浓度

通过连续观察几个月饮用不同浓度的DDW的其他患者的血清
氘浓度，确定了氘的平均每日摄入量和患者血液中的氘浓度之间的
关系（见表2-2）。例如，检测到最大降幅为82 ppm，是由于饮用
了浓度为25 ppm的DDW。

表2-2 摄入的水和营养物质共同决定了血液中的氘浓度

每日摄入的平均氘浓度 （DDW和营养物质）/ppm	血清的氘浓度/ppm ± 1 ppm
41	68
76	102
88	110
94	118
108	136

 细胞生理学基础

在详细介绍亚分子调节之前，有必要先解释一下参与调节细胞生理过程的细胞组成部分，这有助于了解细胞和亚分子调节系统的工作原理。

现在我们用一个带有英寸和公制刻度的标尺来展示一个普通细胞的大小。取一个1 mm的量程，将这1 mm的量程进一步分成25份，每一份相当于40 μm，这就是一个普通细胞的大小。图2-4为一个细胞的示意图，展示了它的关键成分——细胞器。下面我们简短介绍一下细胞膜、细胞核和线粒体，因为它们在细胞分化过程的亚分子调节中起了关键的作用。

细胞膜

细胞被细胞膜包围（见图2-5）。想象细胞膜是一层薄薄的脂肪（厚度为五百万分之一毫米），蛋白质像海中的冰山一样在其中漂浮。一些蛋白质会穿过细胞膜，一些蛋白质只附着在细胞膜的一

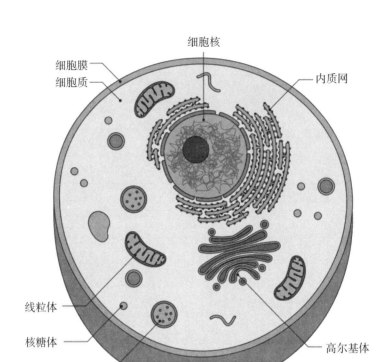

图2-4 真核细胞示意图

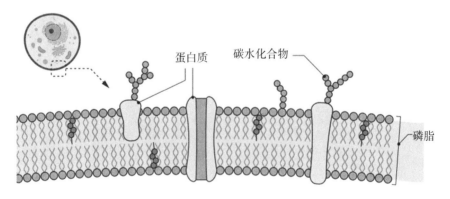

图2-5 细胞膜示意图

侧。细胞膜将细胞与周围环境分开，但也控制了细胞与周围环境的联系。细胞膜上的蛋白质各自发挥着特定的作用。例如，某组特定的蛋白质会确保细胞中的钠、钾、镁和钙维持在适当的浓度。因此，其中一个运输系统会确保维持细胞内高钾和低钠，同时维持细胞外高钠和低钾。又如，有的蛋白质充当受体。当生长激素与膜结合时，它们会感应到，并向膜的另一侧发出信号，最终引发细胞内的连锁反应。如果患有乳腺肿瘤，那么病理检查确定激素受体状态是至关重要的。对于肿瘤细胞的细胞膜上有这种受体的患者，可以使用药物来阻止激素与细胞膜上的受体结合，从而阻止肿瘤生长。钠-质子交换（Na^+/H^+）是发生在细胞膜上的一个重要转运过程。一旦被激活，钠-质子交换体将从细胞周围吸收钠（Na^+）并将氢离子（H^+）运出细胞。这个过程具有特别重要的意义，稍后会予以介绍。刺激细胞分裂的生长激素能够激活这一转运过程，将细胞的pH值转变为碱性（降低H^+的浓度）。它还会改变细胞中的氘/氢比，因为转运蛋白很挑剔，只从两个氢同位素中转运走质量较轻的同位素。

细胞核

细胞核包含细胞的全部遗传密码，通常位于细胞的中心（见图2-6）。原子核的直径只有百分之一毫米。然而，大自然有着令人惊叹的"包装技术"，使1.8 m长的DNA分子能够融入其中。人类的遗传物质不是一个单链，相反，根据染色体数目，它包含在23对染色体中。据目前了解，染色体中有20～25 000个基因。基因是DNA的一个片段，能够编码蛋白质的氨基酸序列。基因激活意味着细胞收到了开始"生产"特定蛋白质（酶）的信号。此时，细胞会产生该特定DNA片段的一个或多个复制体。这种复制体称为信使RNA（mRNA）。mRNA将信息从细胞核内部携带到细胞核和细胞膜之间的空间（细胞质），以附着到细胞的"蛋白质工厂"核糖体上。图2-6还示意了核仁膜上的孔，这些孔确保生物分子能在细胞核和细胞质之间活动。核糖体是一种合成蛋白质的重要细胞器，其任务是按照mRNA中编码的程序合成蛋白质，然后该蛋白质可以在细胞中执行其功能。细胞膜和细胞核能够持续保持沟通，由此，细胞能够打开和关闭编码其功能所需蛋白质的基因，该细胞还会关闭目前不需要其蛋白质产物的基因。细胞分裂的启动和进行是一个复杂的过程，包括在20～24小时内发生的一系列程序。我们了解数百种基因、蛋白质和调节分子在这些细胞生理过程中发挥的作用和功能。然而，我们仍然无法解释细胞是如何决定何时启动以及如何同步这个涉及多个成分的复杂过程的。要理解这一点，我们需要知道线粒体的工作原理。

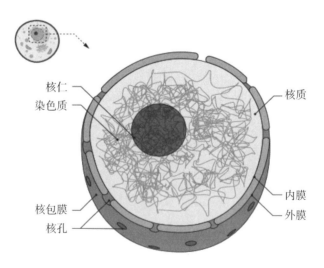

图2-6 细胞核示意图

线粒体

线粒体是细胞的"动力工厂",除了红细胞中没有线粒体以外,所有细胞都含有线粒体。某些种类的细胞中的线粒体很少,而其他细胞,如肝脏和(或)肌肉细胞,甚至有数十万个线粒体。线粒体的基本任务是将营养物质"燃烧"时释放的能量储存在三磷酸腺苷(ATP)中。ATP为上述蛋白质的合成提供能量,也是其他生物化学过程中不可或缺的,例如在细胞分裂过程中合成DNA,在此过程中有三十多亿个嘌呤和嘧啶碱基连接,使细胞膜倍增或肌肉纤维收缩。

图2-7中的线粒体的大小只有1 μm,相当于普通细菌的大小。线粒体有一层外膜,但还有一个额外的膜层,含有用于合成ATP的酶(见图2-8)。线粒体中最重要的生化过程是氧化营养物质中的碳水化合物和脂肪,并将释放的能量储存在ATP中。就生物化学而言,线粒体中发生的过程与植物光合作用中发生的过程是相反的。植物能够利用光将空气和水中的二氧化碳转变为碳水化合物(糖),并向大气释放氧。线粒体返还植物"捕获"的能量,在此过程中产生二氧化碳和水。水分子中的氢来自碳水化合物和脂肪中的氢原子,氧来自大气。负责合成ATP的ATP合酶是一种纳米马达,每分钟能够旋转6 000 ～ 9 000次。该纳米马达由氢气流驱动。在生化过程中,酶将氢释放到内膜和外膜之间的空间,在内膜两侧间产生极大的氢浓度差。这种浓度差提供了ATP合酶旋转(合成ATP)所需的能量。事实表明,ATP合酶能够区分两种氢同位素,优选较轻的同位素[45]。有两个因素对线粒体产生的代谢水中的氘浓度有实质性影响:① 随营养物质引入线粒体的碳原子上的氘浓度;② ATP合酶区分两种氢同位素的强度。

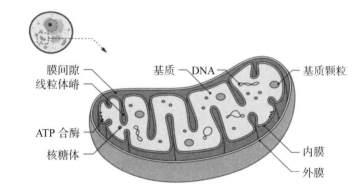

图2-7 线粒体示意图

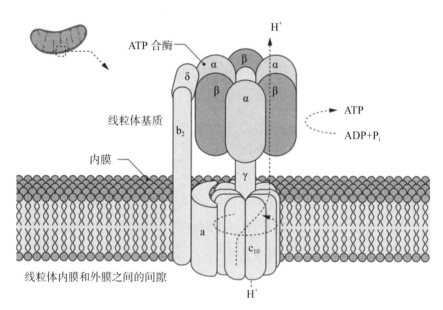

图2-8 ATP合酶的亚单位

关于细胞生物学的简短介绍的主要目的之一是用两个已知示例来说明细胞中的过程是如何影响氘/氢比的。氢通过细胞膜转运可以提高氘/氢比值，而线粒体能够降低该比值。该比值无论是上升还是下降，对细胞中的所有酶和分子都有重大影响，包括基因的功能。掌握了这些知识，现在就可以理解DDW实验的结果以及它们的意义了。

 ## 亚分子调节系统（SMRS）

本书的目的不是详细概述过去三十年的基础研究，而是为了更好地理解DDW的抗癌作用。

调节机制的进化

前期重水实验证实，在原始生物体中，水几乎可以完全被重水置换。但对于更高级的生物体，如此置换将不可避免地引发毒性，甚至可能致命[32, 36]。一些研究检验了低氘水对原始生物体的影响，并得出结论，低氘水浓度不会影响细菌繁殖[46]。然而，在更高级的生物体、植物、动物以及动物或人类细胞的组织培养物中显示了显著的抑制作用。这些观察结果说明了一个事实，即原核生物（其遗传物质未包裹在覆膜细胞核中的生物）的调节系统对氘/氢比的变化不敏感。在更复杂的真核生物中，上述比值的ppm级的增减都会引起基因、酶、生化过程甚至整个生物体的功能发生可检测的变化。

需要强调的是，这种说法只适用于接近自然氘水平的场合。重水对原核生物和真核生物都会产生重大影响。产生这种影响的原因是氘（其相对原子质量是常规氢的两倍）的不同化学性质：同位素效应。尽管如此，但在低氘水水平范围内观察到的影响不能仅仅归因于同位素效应。只有存在一百或一千个数量级的差异时，才能检出高氘浓度的影响。相反，在低氘水的状态下，即使氘浓度只有1%的差异，也可检出其影响。

不能仅仅用一个简单的化学反应来解释上述差异和矛盾。显而易见，在生物系统中，即使是氘浓度的微小变化也会引发复杂的、可检测的和显著的影响，这涉及复杂的化学反应网络。

想象一个化学反应网络，就像城市中的交通一样。当红绿灯完全同步时，交通就顺畅。如果一个或两个绿灯的周期时间缩短或延长，如果程度较小，那么可能不会出现任何可立即察觉的变化，或许只是其中一个十字路口可能会出现交通堵塞。一段时间后，这种拥堵开始影响其他红绿灯处的司机，导致他们无法通过十字路口。在上述情况下，十字路口的交通状况变得堵塞，最终导致城市交通崩溃。所有这些均可追溯到系统中的一个元素所发生的微不足道的变化。同样，氘/氢比值变化可通过上述同位素动力学效应，影响生物系统中的化学反应和酶活性，该比值变化会引发蛋白构象和基因活性变化。即使氘水平仅下降1%，这些变化也可被检测到。

生物的进化形成了越来越复杂的生化机制和生理功能。据推测，在生物进化过程中，在分子水平调节的基础上，还增加了一个亚分子调节。尽管过程越来越复杂，但亚分子调节仍确保该过程以受调节和同步的方式完成。从进化的角度来看，当今线粒体的祖先（原核生物）被真核生物吞噬是一个重大事件。真核生物已拥有一个具有双层膜的细胞核。在真核细胞中，通过细胞质中的无氧呼吸（不存在氧气），分解一个葡萄糖分子时产生两个ATP分子以产生能量。只有在存在氧气的情况下，线粒体才能分解葡萄糖分子，该有氧分解过程可为细胞提供36个ATP分子。与其他真核生物相比，吞噬线粒体的初代真核细胞享有选择性优势。因此，几乎所有真核细胞均至少有一个线粒体，而消耗大量能量的细胞可能有几千个线粒体。尽管这两种生物体之间有着紧密的合作和共生关系，但线粒体却享有一定程度的自主性。线粒体有自己的DNA，且其分裂独立于宿主细胞。这一进化的飞跃为形成基于氘/氢比值变化的亚分子调节系统（SMRS）提供了可能性。

亚分子调节系统（SMRS）与生化过程

氢和氘的相对原子质量之间明显存在差异。氘/氢比值变化会对生化反应及其速度产生重大影响。由于氢和氘是生物分子的关键成分，因此氘/氢比值变化会影响其在化学反应中的行为。这种亚分子机制可能是高级生物体内的生化、遗传和生理过程能够可靠、同步和准确地运行的关键。这也意味着，了解亚分子调节系统不仅可以为癌症，而且为其他代谢或过敏性疾病，甚至是为运动医学领域引入一种新的治疗方法。

涉及DDW的体外实验证实，在低氘水生长培养基中，肿瘤细胞生长减慢（或受抑制）。这突出地表现了氘在调节细胞分裂中的重要作用[12]。研究证实，将生长培养基的氘浓度升高到150 ppm及以上（至300～600 ppm的水平）时会刺激癌细胞生长。研究表明，氘对细胞繁殖是不可或缺的，因为细胞分裂信号之一是氘水平相对于氢水平的暂时升高（氘/氢比值升高）[12]。

在首次公布DDW对细胞分裂的抑制作用的前几年，20世纪80年代，有一篇关于细胞分裂前细胞的pH值如何转变为碱性的文章发表。发生这种现象的原因是，当生长激素与受体相结合时，会刺激钠-质子交换机制。细胞吸收Na^+，转运出H^+，从而导致细胞内pH值升高。该过程被认为是细胞分裂的一个固有部分[47-48]。Perona 和 Serrano 在《自然》上发表的研究结果为 pH 值在细胞分裂前升高所具有的关键作用提供了强有力的证据。他们认为，用酵母菌的 ATP 合成酶基因转化的动物细胞通过细胞膜交换 H$^+$ 离子的速度加快。由于细胞内 pH 值水平升高，细胞分裂加快。受到刺激后细胞分裂加快的速度惊人，以至于研究人员难以解释转化后的动物细胞是如何在体外表现出肿瘤表型并在裸鼠中引发肿瘤的[49]。

有关 DDW 和细胞分裂前 pH 值升高的实验表明，钠-质子交换体更喜欢质量较轻的氢离子（质子）而不是质量是氢两倍的氘。这种区分会提高氘/氢比值，这是启动细胞分裂的最终信号[12, 47-49]。另一项研究证实，由于 H$^+$ 交换，氘/氢比值升高。该研究描述了 ATP 合成酶会对氢的两种同位素进行区分。该酶不转运氘，并将其保留在细胞中[45]。我们的研究已证实，钠-质子交换体对氘浓度变化很敏感。在预先设定的细胞 pH 值降低后，细胞在低氘水生长培养基中恢复到原始 pH 值的过程更慢。

在有关水生植物水蕴藻（海藻类）的实验中，证实了细胞质子交换对氘的敏感性高[17]。将植物从常规氘水转移到低氘水会诱导即时激活质子交换系统，从而将细胞的 pH 转为碱性，并将环境的 pH 转为酸性。综上所述，细胞分裂激活主要与当激活细胞膜质子交换系统时氘/氢比值的升高有关。

Szent-Györgyi 在其 1973 年著名的匈牙利电视采访中，也引用了交通的示例来证明细胞调节机制。他强调，不能只靠绿灯来控制交通。红灯也有一个重要作用，那就是在必要时停止交通。在健康细胞中，正是线粒体控制着细胞分裂。线粒体是细胞的"动力工厂"，氧化有机分子作为碳源，同时产生低氘代谢水，以确保细胞中的氘/氢比值较低（所得代谢水中的氘浓度取决于源自脂肪、碳水化合物和氨基酸的碳源百分比）。

这两个过程——一个提高氘/氢比值，一个降低氘/氢比值，确保了所有健康组织中的细胞分裂频率是合乎需要的。这意味着，新形成的细胞会弥补因程序性细胞死亡（凋亡）而丢失的细胞，从而维持特定器官或组织的大小不变。肿瘤细胞的一个共同特点是线粒体缺乏。因此，在摄入平均氘浓度水和大量碳水化合物的患者中，当生长激素与受体结合时，氘/氢比值易升高。氘/氢比值升高会促使细胞分裂，因为线粒体无法降低细胞中的氘水平。这些变化导致细胞更频繁地进行细胞分裂，这样细胞就会失去控制。应用低氘水会降低每个身体细胞中的氘浓度，从而弥补线粒体功能损失，并影响其他生化和遗传过程。

Otto Heinrich Warburg 在20世纪20年代证实，肿瘤细胞的一个共同特征是其代谢方式的改变，它采用厌氧氧化的方式来分解糖[3, 50]。在所谓的Warburg效应中，肿瘤细胞不会在线粒体中氧化糖，而是通过细胞质中的糖酵解。因此，"最终产物"不仅仅是水和二氧化碳（此为健康细胞中的情况），还有部分乳酸。在这方面，肿瘤细胞的一个共同特征是，尽管有氧气的存在，但Szent-Györgyi-Krebs循环几乎不起作用，因此，不会产生足够的低氘代谢水，使细胞以健康功能运作。在线粒体中，由乙酰辅酶A转运的两个碳原子和结合的氢原子可能源自碳水化合物、脂肪酸或氨基酸。因为不同营养物质具有不同的氘浓度值，这意味着由线粒体产生的代谢水中的氘浓度也取决于来自三类营养物质的乙酰辅酶A的两个碳原子的比例。源自脂肪酸的碳原子越多，代谢水中的氘浓度就越低。

另一个支持癌症代谢理论的观察结果是，由于线粒体功能受损，功能失常的细胞不再能够产生低氘代谢水来补偿较高的氘/氢比值和升高的pH值。这种现象会促进肿瘤细胞不受控制地分裂。

以上所述解释了生酮饮食对癌症患者的益处。在生酮饮食中，80%～90%的日热量摄入量由脂肪组成，从而甚至能将代谢水中的氘水平降至118 ppm。

亚分子调节系统（SMRS）与遗传功能的关系

基于遗传学的癌症形成方式得到了过去几十年中发现的一些现象的支持。目前，已发现数百个基因突变与肿瘤形成有关。今天的药物开发侧重于特异性错误基因及其编码的蛋白质，并试图阐明其在调节细胞分裂中的作用。一旦阐明错误基因及其产物在调节机制中的作用点位，研究人员就仅仅需要设计一种分子来纠正这一过程。这种策略的本质意味着，研究人员试图在复杂网络的许多点上进行干预，每年要对数百种候选药物进行临床评估。这些候选药物中的绝大多数会因不能证实其抗癌疗效，或存在严重的危及生命的不良反应，而在二期治疗中失败。《纽约时报》2013年3月23日的一篇文章总结了2012年经FDA批准的13种抗癌药物的疗效，并说明了抗癌药物开发策略的失败。数据显示，只有一种药物能够在临床条件下将患者的预期寿命延长6个月，而另外两种药物只能延长4～6周。

在我们的研究中，探究了低氘水是否会影响基因功能，如果有影响，那么是如何影响以及会影响到什么程度。

有几项实验已证明，COX-2基因的过度表达和由此产生的前列腺素的大量合成是癌前细胞和任何肿瘤细胞的共同特征。它被认为在肿瘤生长和转移瘤形成中起了作用[51]。研究也已显示，使用阿司匹林非特异性抑制COX-2基因，或使用塞来昔布特异性抑制COX-2基因可降低癌症风险[51]。在我们的研究初期，还探究了

DDW 对 COX-2 基因表达和前列腺素合成的作用。2000年出版的《战胜癌症》一书中首次报告的结果[52]显示，20 ppm 和 60 ppm 的氘浓度对 COX-2 基因的表达有抑制作用，而 200 ppm 的氘浓度则在极小程度上对 COX-2 基因的表达有刺激作用。COX-2 基因抑制程度与体外前列腺素合成相关，其中在氘浓度为 150 ppm 时其值为 242.9 ng/mL，在氘浓度为 20 ppm 时其值为 76 ng/mL。在进一步对 DNA 微阵列的基因表达研究中，我们观察到了数百个基因在不同于自然氘浓度下的功能变化。这些初步研究结果证明氘对基因表达具有决定性的影响，并且更重要的是，与今天靶向特异性基因的药物开发策略不同，低氘水可同时影响整个基因型。

　　肿瘤学领域中的遗传研究通常会关注暴露于致癌物的小鼠的基因功能变化。在我们的研究中，我们使用了化学致癌物 7,12-二甲基苯并蒽（DMBA），该物质仅在 24 小时后就激活了几个致癌基因。当在实验中给小鼠提供 DDW 作为饮用水时，我们研究了细胞分裂调控和癌症发展中涉及的致癌基因（c-Myc、Ha-ras、p53）的行为。这些研究发现，低氘水在不同器官（脾、肺、淋巴结、胸腺、肾、肝）中均不同程度地抑制或影响了基因表达。后来，在一项长期（一年）实验中，经证明摄入 DDW 也可通过抑制基因表达来阻止肿瘤形成。用 K-ras、c-Myc 和 Bcl2 基因重复实验得到了类似的结果[54]，这清晰地表明细胞中的氘浓度对基因有很大的影响。

　　在后续实验中，我们使用 Nanostring 技术[55]监测了基因变化。通过使用这种技术，我们检测了一个肺肿瘤细胞株（A459）中 536 种激酶和 236 个肿瘤相关基因的表达。该细胞株保存在含不同浓度氘的生长培养基中。实验将处理组与 150 ppm 的对照组进行了比较，检测了降低后的氘水平（40 ppm 和 80 ppm）以及升高后的氘水平（300 ppm）对基因表达的影响程度。数据证实了先前的结果：在该实验中，数百个基因表达被显著地改变了。在536个激酶基因中有135个（占比约为25.2%），236个肿瘤相关基因中有124个（占比约为52.5%）表现出了表达变化，这还需要进一步分析（基因表达变化比对照组的大30%，并且复制数量超过30）。

实验中出现的最有趣的问题在于：特异性基因在低于和高于自然氘浓度的生长培养基中是如何表达的；氘水平降低对基因表达产生的抑制作用和氘水平升高产生的刺激作用，或与之相反，这样的关系间是否存在明显的剂量依赖。另一种可能性是，升高的或是降低的氘水平（无论是升高还是降低，总之不同于正常氘水平）会单向地影响基因表达。我们对两组基因的研究结果参见表2-3和表2-4[56]。基于这135个激酶基因的表达变化将其分为两组。降低后的氘浓度只抑制一个基因表达，而升高后的氘浓度会刺激134个基因表达。

表2-3　135个激酶基因表达变化（为氘浓度的函数）

降低后的氘浓度 （40 ~ 80 ppm）		对照 （150 ppm）	高于自然氘浓度（300 ppm）	
变化方向	基因数量		变化方向	基因数量
0	0	0	0	0
—	1	0	0	0
—	0	0	—	0
0	0	0	—	0
+	0	0	0	0
+	0	0	+	0

（续　表）

降低后的氪浓度 （40～80 ppm）		对照 （150 ppm）	高于自然氪浓度（300 ppm）	
变化方向	基因数量		变化方向	基因数量
0	0	0	+	134
+	0	0	—	0
—	0	0	+	0

"—"代表抑制基因表达；"+"代表刺激基因表达。

表2-4　124个肿瘤相关基因表达变化（为氪浓度的函数）

降低后的氪浓度 （40～80 ppm）		对照 （150 ppm）	高于自然氪浓度（300 ppm）	
变化方向	基因数量		变化方向	基因数量
0	0	0	0	0
—	0	0	0	0
—	0	0	—	0
0	0	0	—	0
+	0	0	0	0
+	1	0	+	1
0	0	0	+	118
+	0	0	—	0
—	5	0	+	5

"—"代表抑制基因表达；"+"代表刺激基因表达。

基于九种可能的组合，将124个与癌症相关的基因的行为分为三组。在单基因的情况下，发现降低和升高后的氘浓度均会使基因复制数量增加。其中有5个基因，降低后的氘浓度会抑制其基因表达，而升高后的氘浓度会刺激基因表达。然而，95.2%的基因（118个基因）受到高于自然氘浓度的刺激。

结合两组基因（共259个基因）的数据，发现对97.3%的基因来说，300 ppm的氘浓度会刺激基因表达超过30%。以上所述有助于解释先前使用DDW开展实验所得到的这些结果。

由此，我们可以不通过将氘浓度降至自然水平以下，而是通过防止氘浓度超过阈值水平，来实现生物系统中细胞分裂的控制。

亚分子调节机制（SMRS）通过改变氘/氢比值，来控制整个基因组的功能。细胞中的代谢过程、生化反应、营养和身体活动都会影响氘/氢比值变化，通过SMRS将信号传递给基因。因氘/氢比值改变而引起的基因功能变化会反馈到分子水平上的SMRS调节过程。

使用Nanosting技术进行的基因表达分析表明，几乎100%的基因对更高氘浓度有反应，并在该范围内被激活。这种方法有助于解释为什么钠-质子交换体系统能够通过升高氘/氢比值，来诱导细胞分裂。由于线粒体功能障碍，肿瘤细胞无法发挥其天然降氘功能并产生低氘代谢水，这会阻止或延迟那些启动细胞分裂所需的高氘/氢比值的产生。低氘代谢水的产生是健康细胞代谢的"产物"，因此，低氘水可以控制细胞进入分裂期。

使用氘水平为300 ppm的水所得到的实验结果表明了癌症相关的基因表达显著增加，这解决了癌症的遗传学方法与代谢方法之间的明显矛盾，并为两种方法提供了一个共同的平台。

癌症的遗传原因研究已表明，在15%～20%的乳腺肿瘤病例中，有证据表明HER2基因过度表达，该基因编码一种人类表皮生长因子受体。该基因过度表达意味着在细胞表面上存在40～100倍及以上的生长因子受体，这会增加刺激信号数量，并导致不受控制的细胞分裂。药物曲妥珠单抗（赫赛汀）是一种在G1期与HER2膜蛋白结合的单克隆抗体，可暂停细胞周期，阻断已知信号通路，以及发挥显著的治疗作用。

一种名为吉非替尼的药物也具有类似疗效。吉非替尼通过阻断表皮生长因子受体（EGFR）之一来起作用。吉非替尼首先用于肺癌患者的治疗，但只对已确诊EGFR基因过度表达的患者具有治疗作用。

假设HER2和EGFR基因过度表达是通过激活钠-质子交换体系统和升高细胞中的氘/氢比值，导致细胞质pH值显著升高，最终导致细胞分裂启动的。那么上述两种药物经证明如此有效，也有可能是因为除了阻断受体之外，它们还通过抑制钠-质子交换器系统，在细胞有机会开始分裂之前就踩下了刹车。这也解释了为什么许多靶向疗法的疗效低，因为所确定的信号通路和所开发的抑制剂对调节系统上的亚分子水平而非分子水平决定的过程没有显著影响。

我们的基因表达研究结果表明，基因的结构重排不一定必须发生，就像HER2和EGFR受体的情况一样。相反，当细胞内的氘水平超过生理最佳水平时，也可能发生基因过度表达，这可由代谢过程触发。与之相反的说法也同样正确：低氘水可抵消由基因差异触发的在分子层级上刺激细胞分裂的过程。

基于氘-氢同位素对的亚分子调节机制（SMRS）的正确解释证明遗传和代谢两种途径都是合理的，因为无论是基于遗传缺陷还是细胞代谢来解释癌症发展，这两种方法事实上均可追溯到SMRS

扰动。

近年来公布的科学结果证实了亚分子机制及相关氘-氢在生理学中扮演了重要的角色。这些结果表明，改变氘水平可降低抑郁症的易感性[57]，改善长期记忆[58]，也已证明低氘水具有辐射防护[25]和抗衰老[59]作用。

有理由认为，氘/氢比值在许多其他生化和遗传过程中起着关键作用。

亚分子调节机制与肿瘤坏死

除了SMRS的存在，另一个问题是DDW的抗肿瘤作用通过什么样的机制进行。要解答这一问题，我们应该这样提问：哪一个过程会诱导肿瘤细胞坏死、肿瘤缩小并导致肿瘤完全消退，以及肿瘤消退为什么并不总是发生？

在一些接受低氘水治疗的患者中，观察到了极小的病情改善或无改善的情况。在讨论中，我们能确定可能与低氘水的部分或全部无效性相关的原因和共性。其中一个重要因素是使用抗氧化维生素。普遍认为定期服用抗氧化剂可预防癌症。抗氧化剂可减少细胞中产生的自由基数量，从而保护细胞遗传物质DNA的完整性，这样就可以减少遗传缺陷的产生，从而降低患癌症的可能性。然而，证据表明，尽管对服用抗氧化维生素的成千上万人进行了详细的分析，但无法证实服用这些维生素会显著降低患癌症的可能性。最近发表的一篇论文[60]也研究了高剂量抗氧化制剂对癌症发生率和病死率的作用。该论文的结论是，应当谨慎使用高剂量的抗氧化剂。例如，高剂量的β-胡萝卜素会使吸烟者的肺癌发生率升高，也会使肺癌病死率升高。论文最后强调抗氧化剂（尤其是β-胡萝卜素和维生素E）并不能预防肺癌。相反，β-胡萝卜素会增加患上与吸烟有关的癌症类型（肺癌、头颈癌、上消化道癌和膀胱癌）的风险。出于上述原因，根据其他专家和肿瘤学家的意见，我们也提倡在均衡、健康饮食的同时，摄入天然形式的维生素。

随着对抗氧化剂摄入和DDW疗效降低之间的关系的认识，假设氘浓度降低将导致自由基浓度升高，从而诱导程序性细胞死亡（凋亡），那么当细胞具有的过量抗氧化维生素能够中和低氘水产生的自由基时，就会阻止这个过程。这一点已被一些独立的研究所证实，其中值得一提的是由卡罗林斯卡学院Roman Zubarev教授领导的团队的研究结果[61]。在蛋白质组学研究中，对经DDW处理的肿瘤细胞株的蛋白质组进行全面定性和功能分析后发现，低氘水会诱导氧化应激，其中线粒体蛋白起主要作用。氧化应激由从线粒体基质到膜间隙的质子（H^+）流量增加诱导，最终诱导细胞凋亡。然而，蛋白质组学研究也已表明，细胞会触发反馈机制来消除这种氧化应激。几项先前研究已证实，超氧化物歧化酶（SOD）为应对低氘水会升高活性，它在中和活性氧化自由基中具有主要作用。这也暗示着DDW的活性自由基生成效应，以及细胞用于处理氧化应激进化而来的机制的准确性和速度[59, 62]。这证实了低氘水产生的自由基是细胞死亡的主要原因，从而解释了为什么在服用高剂量抗氧化剂的患者中发现低氘水不太有效甚至无效的事实，以及为什么对于较大肿瘤应用氘浓度疗法不太有效。

成功应用低氘水的关键是，确定在给定的氘浓度（DdU）下可有效诱导细胞周期中氘敏感期细胞死亡的时间间隔。需在细胞触发这些中和由DDW诱导的氧化应激的机制之前，改变氘水平。可通过优化DdU增加的时间，利用由DDW诱导的氧化应激的作用，并通过阻断抵消它的作用机制，实现肿瘤进一步坏死。

图2-9说明了亚分子调节机制工作的关键要素、健康细胞和肿瘤细胞的共同特征，以及两种细胞类型的不同特征。

在静息健康细胞中，钠-质子交换体系统［能够升高氘/氢比值（↑D/H）］和线粒体［在细胞呼吸期间产生低氘代谢水（↓D/H）］同时运行。这两个过程处于平衡状态，因此，氘/氢比值无显著变化，代谢过程正常发生（见图2-9），以及细胞仍处于G1期。如果细胞暴露于生长刺激中（如生长激素与受体结合），激活钠-质子交换体系统，并且细胞质中的氘/氢比值开始升高，且不能依靠线粒体过程补偿。因此，细胞核中新基因被激活，其转录的mRNAs出现在细胞质中，并按照诱导合成其编码的蛋白质，这会启动细胞分裂，并且在维持受调节的代谢时，细胞离开G1期，并开始转录DNA（S期）。然后，在20～24小时内发生细胞分裂。

钠-质子交换体系统［能升高氘/氢比值（↑D/H）］在静息肿瘤细胞膜中也较活跃。然而，肿瘤细胞中几乎不能利用线粒体（或仅在有限程度上）产生低氘代谢水，因此，细胞的氘/氢比值向有利于氘的方向转移（↑D/H）。细胞的代谢过程以一种平衡的方式进行，正如肿瘤细胞的典型情况（见图2-10），细胞仍处于G1期。如果细胞受到生长刺激效应（如生长激素与受体结合）的影响，通过激活钠-质子交换体系统，进一步升高细胞质中的氘/氢比值，这不再能够通过功能障碍的线粒体来补偿。因此，新的基因在细胞核中被激活，其转录的mRNAs出现在细胞质中，以及作为对诱导的响应，合成其编码的蛋白质，从而启动细胞分裂。在维持受调节的代谢时，细胞不再处于G1期并开始转录DNA（进入S期），在20～24小时内发生细胞分裂。健康细胞和肿瘤细胞的细胞分裂并没有本质的区别。

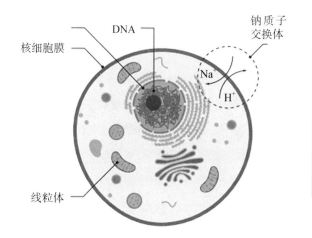

正常含氘生长培养基中的静息健康细胞

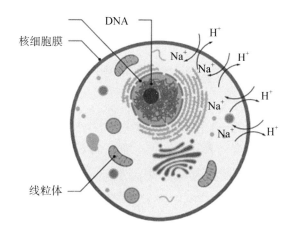

正常含氘生长培养基中诱导细胞分裂时的健康细胞

图2-9　静息健康细胞（G1期）内和诱导细胞分裂后的生物过程

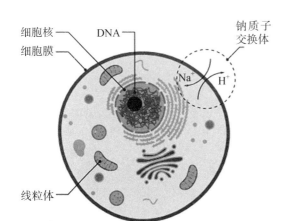

钠-质子交换体会
升高氘/氢比值
（↑D/H）
线粒体不能（或仅在
较小程度上）降低氘
水/氢比值（→D/H）
↑D/H+→D/H＞0D/
H细胞仍处于G1期
无氧化应激

在诱导细胞分裂之前正常含氘生长培养基中的肿瘤细胞

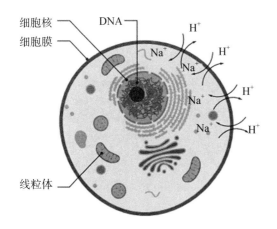

钠-质子交换体会
升高氘/氢比值
（↑↑↑↑D/H）
线粒体不能（或仅在
较小程度上）降低氘
水/氢比值（→D/H）
↑↑↑↑D/H+→D/
H=↑↑↑↑D/H，激活
新基因（mRNA），细
胞从G1期过渡到S期
无氧化应激

在诱导细胞分裂之后正常含氘生长培养基中的肿瘤细胞

图2-10　静息期（G1期）内和诱导细胞分裂后肿瘤细胞中的生物过程

健康细胞和功能失常的细胞之间的关键区别在于，健康细胞由于线粒体功能正常而维持着较低的氘/氢比值，因此不太可能进行细胞分裂，而肿瘤细胞由于线粒体功能受损，所以其氘/氢比值更高，即使在静息状态下也是如此。因此，氘/氢比值更有可能升至启动细胞分裂所需的水平，以响应生长刺激。健康细胞对低氘水的响应如图2-11所示。

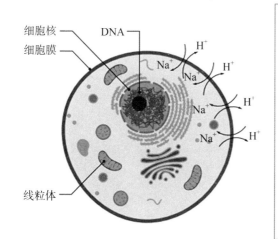

钠-质子交换体会升高氘/氢比值（↑D/H）
线粒体会降低氘水/氢比值（↓D/H），但是环境中较低的氘浓度会显著降低氘水/氢比值（↓↓↓D/H）
↑D/H+↓D/H+↓↓↓D/H=↓↓↓↓D/H，低氘水在细胞内诱导氧化应激，但细胞因代谢未中断而迅速适应，并且仍处于G1期。只有在适应氧化应激后，才诱导细胞分裂

健康细胞对低氘水的响应

图2-11　在诱导细胞分裂后应用低氘水时健康细胞中的过程

当环境中氘浓度的变化导致细胞中氘/氢比值即时显著降低，细胞对此会立即做出响应。基础研究[17]和人类二期临床结果[44,63]均表明，较低氘水浓度会激活膜转运过程，从而允许细胞通过在转运过程中选择性地优选质量较轻的同位素来恢复原始氘/氢比值。在此过程中还会发生出现活性氧自由基，即氧化应激[59,61]。

对健康细胞中上述参数的研究清晰地表明，细胞会迅速适应这些变化，并通过激活细胞内的氧化还原过程消除自由基。

　　环境中氘浓度的变化也会导致肿瘤细胞中氘/氢比值即时显著降低（见图2-12）。在研究细胞对氘浓度降低的敏感性的体外实验中，发现低至每八小时降低1 ppm的浓度的速度会导致肿瘤细胞生长速度减小[64]，且在八小时内降低5 ppm两次会导致细胞分裂完全停止。这些体外结果证明，肿瘤细胞不能（或只能慢得多）以与健康细胞相同的方式对氘浓度降低做出反应，因此也不能适应新环境。当氘浓度进一步降低后，且肿瘤细胞尚未适应时无法应对氧化应激，从而诱导细胞的自我破坏，即凋亡。结果表明，最易受低氘水影响的肿瘤细胞和组织是那些处于最活跃生长期的细胞和组织。

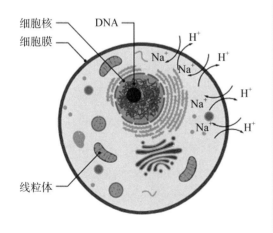

肿瘤细胞对低氘水的响应

图2-12　在诱导细胞分裂后应用低氘水时肿瘤细胞中的过程

本书其余部分提出的 DDW 的饮用及其与常规治疗的最佳配合方案的建议，都是在考虑到这些因素的情况下给出的。经验表明，有些环境会影响低氘水的突出疗效。这些环境就像常规疗法一样，可能会削弱这一治疗方法的有效性。

第三章　在癌症患者中应用 DDW 的临床效果

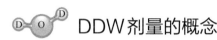 DDW剂量的概念

DDW的剂量概念与其他药物给药剂量类似，具有两种不同的含义：它定义了DDW的每日剂量（每日摄入量）和DDW的氘浓度。

每日剂量是患者每日摄入DDW的量。值得注意的是，在理想情况下，DDW的摄入量应超过每日液体摄入量的75% ~ 80%。较大量的正常氘水平的液体可能会显著减弱低氘水的作用。为了达到最佳的低氘水效果，建议患者仅摄入DDW，并适当通过摄入水果、蔬菜及其他液体营养物来满足身体对额外液体摄入量的需求。

当摄入一个单位（特定体积）的DDW时，系统中的氘水平降低得越多，则

（1）DDW的氘浓度就越低。

（2）DDW和体内氘水平之间的浓度差就越大。

（3）每日摄入的DDW混合的体内水体积就越小（换言之，体重就越小）。

为了确保治疗成功，应注意以下关键方面：

（1）应给患者使用适当浓度的氘。

（2）每日DDW量应达到所需体积。

（3）此外，还有必要限制正常氘水平的液体摄入量。

在两种情况下，氘水平的降低不能产生预期的效果。第一种情况是患者摄入的水中的氘浓度高于所需浓度或者摄入的水量少于所需水量（取决于其体质）。第二种情况是患者饮用大量除DDW以外的其他氘浓度正常的液体（自来水、瓶装矿泉水、软饮料、果汁、牛奶等）。

以下公式旨在更好地比较各种参数并评估数据：

$$剂量（DdU）= \frac{150（ppm）-DDW浓度（ppm）}{体重（kg）} × DDW体积 \left(\frac{升}{日}\right)$$

DdU 随着氘浓度降低和DDW每日摄入量增加而升高。然而，DdU与体重成反比[65]。提供两个示例来说明DdU的变化：

（1）如果一个体重为60 kg的人每日饮用1.66 L氘浓度为65 ppm的水，那么DdU就为2.35。

（2）如果一个体重为80 kg的人每日饮用1.33 L浓度为105 ppm的DDW，那么DdU就为0.75。

目前暂无法得到准确的数字来回答合适的DdU到底是多少。如下面所讨论的，必须考虑许多其他参数（肿瘤类型、分期、正在进行的常规治疗的类型和有效性等）来确定理想剂量。下面将介绍在确定最佳DDW剂量中起作用的若干关键因素。若需了解有关饮用DDW的更多信息，请参见第十章"饮用低氘水疗法的一般建议"。

 ## 前列腺肿瘤患者的前瞻性二期临床试验

评估来自一项涉及44例前列腺癌患者的二期双盲临床试验的

数据[66]。两组（治疗组与安慰剂组）的患者分别为22对22。在临床试验期间，所有患者均饮用根据双盲原则提供的制剂四个月。治疗组患者饮用的水的氘含量为85 ppm，对照组患者饮用的水的氘含量为145 ppm。两组按分期的患者分布和常规治疗无差异。本研究旨在验证DDW的抗癌作用。在为期四个月的研究中，每月评估以下参数：PSA水平、前列腺大小、排尿问题、尿流率测定、血常规、肝功能、肾功能等。为了评估疗效，使用国际公认命名惯例来评估数据（CR：完全缓解，未检出肿瘤；PR：部分缓解，肿瘤消退超过50%；PD：疾病进展，肿瘤增加超过25%；NC：无变化）。表3-1汇总了实验结果，显示治疗组治疗反应良好（PR）的患者人数显著更多。

表3-1　治疗组（DDW）和对照组（正常水）中的前列腺肿瘤
患者二期双盲临床试验的疗效

疗　效	治疗组	对照组	病例数量
PR	7	1	8
NC	11	13	24
PD	4	8	12
病例总数	22	22	44
	阿米蒂奇趋势检验	费希尔精确检验	
检验值 p	0.027	0.046	

比较累积PSA值，治疗组下降80%。PSA从初次检查时的406 ng/mL降至第六次随访体检时的80 ng/mL。在只接受激素治疗的对照组中，PSA下降47%，从521 ng/mL降至277 ng/mL。

同样，累积前列腺体积也发生显著变化，治疗组减少 160 cm³，而对照组仅减少 54 cm³（ p=0.001 9）。一年存活率的数据证实了 DDW 具有抗癌作用。尽管只有四个月的临床试验，但治疗组内 22 例患者中"仅有"2 例死亡，而安慰剂组内 22 例患者中有 9 例死亡（ p=0.029）[66]。

除了证明 DDW 对前列腺肿瘤的作用外，临床试验还证实了该物质的使用是安全的，未观察到毒性或不良反应迹象。

 ## 随访（回顾性）研究

1992 年，市场开始大量供应低氘水，且自 1994 年秋季以来，在匈牙利已可买到低氘水。主管当局于 1999 年将氘浓度为 25 ppm 的 DDW 注册为兽医处方药，名称为 Vetera-DDW-25，用于患癌症宠物的辅助治疗。同年，低氘饮用水产品 Preventa-105 和 Preventa-85 获得批准，这使 DDW 获得更广泛的市场准入。自 2000 年代初以来，已推出新 Preventa 产品（Preventa-125、Preventa-65、Preventa-45、Preventa-25），从而进一步扩大了可用的 DDW 浓度范围。

有三个主要因素说明了来自 DDW 饮用者观察结果的重要性：

（1）对约 2 000 例饮用 DDW 至少三个月的受试者的相对较大人群进行了评估。

（2）首次饮用 DDW 可追溯到 27 年前（1993 年），因此，约有一半的人群具有 2 ～ 20 年的随访周期。

（3）就肿瘤类型、分期和治疗方案而言，患者人群足以代表癌症多样性。

近年来，已评估了来自乳腺癌、前列腺肿瘤、胰腺肿瘤和肺部肿瘤患者的数据，并公布了结果，下面分别进行介绍。

乳腺癌

2012年，研究者总结了来自232例乳腺癌患者的数据，并且在2013年公布了数据结果[65]。

平均患者年龄为51岁（中位数：50岁），从确诊开始饮用DDW的平均时间为3年（中位数：1.2年），平均DDW饮用持续时间为2年（中位数：1.15年），自诊断以来的随访持续时间为5.8年（中位数：4.1年），以及自开始饮用DDW以来的平均随访持续时间为2.8年（中位数：1.5年）。尽管129例患者在四期（晚期）开始饮用DDW，但在诊断时，根据诊断标准，仅74例患者被归类为四期。55例患者在早期开始接受治疗，而48例患者在成功治疗后完全缓解且无肿瘤。基于Kaplan-Meier生存曲线，患者人群显示了以各种因素计算出的同质患者组的中位生存时间（MST）。比较两个日期，计算MST：诊断日和开始饮用DDW之日。中位生存时间是指半数患者仍存活的时间。对232例患者的累积随访周期为1 346年。

对于诊断为早期的患者（n=158），从诊断日开始的MST为18.1年。对于诊断为四期的患者（n=74），MST为4.3年，约是仅接受常规治疗的四期患者的两倍。

在进一步分组中，研究从确诊到开始饮用DDW的时间如何影响患者的预期寿命。114例患者在确诊后一年内开始饮用DDW。在该组中，由于病死率低（累积随访时间396年间22例死亡），无法计算MST。对于一年后开始饮用DDW的患者（n=118），计算出的MST为4.1年。

在232例患者中，53例患者多年来一直定期重复疗程饮用，而179例患者仅在较短或较长周期内饮用过DDW一次。第一种情况下的患者MST为24.4年，而第二种情况下的患者MST为9年。

就存活率而言，最重要的结果是，在48例开始饮用DDW的无肿瘤患者中，仅一例在221年的累积随访周期内死亡。这本身就是一个强有力的证据，表明DDW纳入随访治疗将疾病复发的可能性大大降低，仅占最初该可能性值的一小部分。

单独评估74例在诊断时已归类为四期的患者。在该组中共发生135处远处转移。在这些病例中，发现DDW的剂量和疗效之间的关系明显。对于每位患者，每次DDW浓度、每日摄入量或患者体重发生变化时，均单独计算DdU值。同时，记录患者随访检查变化。建立四个类别：完全缓解（CR）、部分缓解（PR）、无变化（NC）和疾病恶化（PD）。CR组患者的平均DdU为1.68，而PR组患者为1.28。相反，NC组和PD组患者的DdU小于1（NC：0.66，PD：0.92）。

如表3-2所示，基于DdU将患者分成两组时，DdU大于1的组中有70%的CR或PR。相反，另一组内69%的患者属于NC或PD类别（$p=0.002\,8$）。

表3-2　74例四期患者的DDW治疗的疗效曲线（作为DdU的函数）

DdU	CR	PR	NC	PD
> 1	12 （30%）	16 （40%）	3 （7%）	9 （23%）
≤ 1 $p=0.002\,8$	3 （7%）	10 （24%）	10 （24%）	19 （45%）

事实上，在特殊情况下，即使患者的DdU小于1，仍被判定为CR，这证明了情况的复杂性。尽管DdU大于1，但疾病仍在恶化。一般性结论是，DDW治疗的推荐DdU约为1，可以有小量的调整。

建议在肿瘤确诊后尽快将低氕水加到治疗中，以使DdU大于1。即使患者已无肿瘤，仍建议应用该治疗程序。建议缓解期患者在几年内重复进行DDW疗程。

前列腺肿瘤

除了先前描述的前瞻性二期临床试验的患者，研究者还评估了来自另外91例前列腺癌患者的数据[66]。在这些患者中，45例患者仅出现前列腺肿瘤，而46例患者已发生远处转移。在46例患者中，32例仅发生骨转移，14例也发生其他器官转移。在接受骨转移治疗的患者中，20例患者在诊断后一年内发生转移，而12例患者在一年多内发生转移。首先计算了91例患者的MST，未形成小的同质患者组。计算出的MST超过11年。MST长的原因是病死率低，无法确定45例无转移患者的中位生存时间。在这种情况下，在157年的累积随访周期内仅4例死亡。一年内接受治疗的骨转移患者（$n=20$）的MST为64.8个月，比根据历史对照的MST长3倍。对于12例在诊断后一年以上发生骨转移的患者，也无法确定MST，因为在103年的累积随访周期内仅2例死亡。这些MST值以及尽管是晚期仍观察到的低病死率，进一步证实了先前开展的前瞻性二期临床试验的结果。

在前列腺肿瘤病例中监测PSA水平，这为验证低氕水的疗效提供了一个难得的机会。其中一些病例将在第十三章"低氕水疗法有效性病例的研究"中加以讨论。

胰腺肿瘤

胰腺癌是最具侵袭性且预后最差的癌症之一。在1999年出版《战胜癌症》一书时，我们只有寥寥几年的经验，并且无成功病例可报告。这也表明了肿瘤类型之间的敏感性可能存在显著差异。当时只有90～100 ppm DDW 可供使用，这一事实进一步限制了选择，但随着低氘水的出现，患者的生存结果得到了改善。在2014年圣地亚哥举行的 AACR（美国癌症研究协会）会议上，比较了来自32例除常规治疗外还饮用 DDW 的胰腺癌患者和30例仅接受常规治疗的患者的数据[67]。对照组患者的 MST 为6.36个月，这与其他独立的胰腺癌临床研究结果一致。由于预期寿命短，基于患者是否在确诊后60天内或更晚开始饮用 DDW，分成两组。第一组（n=18）的 MST 为39个月，而第二组（n=14）为16个月。尽管 DDW 治疗可使两组患者的预期寿命延长，但结果仍清晰地表明，必须进行大量研究来提高 DDW 在这种类型癌症中的疗效。

肺部肿瘤

我们首先报告了4例在开始饮用 DDW 前就已证实脑转移瘤的病例。病理学家在4例患者中的3例患者中发现了非小细胞性肺癌（NSCLC），而在最后一例患者中发现了小细胞性肺癌（SCLC）。SCLC 患者有一个 20 × 30 × 40 mm 的脑转移瘤，而 NSCLC 患者有多个脑转移瘤，分别为4个和2个[68]。通常，在该期未经治疗的患者的中位生存时间为1～3个月。

第一例 NSCLC 患者（45岁男性患者）接受了即时脑转移瘤手术，手术切除了最大肿瘤，但未切除直径达 5 mm 的转移瘤。随后，发现患者的原发肿瘤位于肺部（60×40 mm）。该患者已在诊断后立即开始饮用DDW，同时接受卡铂-依托泊苷治疗。4个月后，观察到小型脑转移瘤完全消退和原发性肺肿瘤明显消退（肿瘤直径从60 mm缩小到50 mm）。该患者饮用DDW 17.5个月，生活质量良好。然而，该患者后来在确诊后2年多，停止饮用DDW后9个月死亡。

还有一例也诊断为NSCLC的41岁男性患者经手术切除了4个脑转移瘤之一，随后接受颅脑照射和化疗。然而，尽管其已进行治疗，但疾病仍在恶化，预期寿命只有几周。然后，患者开始饮用DDW，从而阻止脑转移瘤恶化，并且几个月后，肺部的X射线照片显示肿瘤消退。尽管患者处于疾病晚期，但其生活质量仍令人满意。之后我们跟进其病情发展10个月，无进一步的病情发展消息。

第三例NSCLC患者（61岁女性）在切除原发性肺部肿瘤后无症状4年后出现两个脑转移瘤，此后她开始饮用DDW。在放疗、化疗、手术和低氘水的综合治疗下，患者在出现脑转移瘤后33.4个月死亡。

SCLC患者（54岁女性）出现源于30×50×32 mm原发性肺部肿瘤的脑转移瘤。除了放疗和化疗，患者还开始饮用DDW。接受DDW治疗前3个月后，头颅MRI扫描显示，肿瘤明显消退（且随后仍在持续）。近2年后进行扫描，43个月后又进行了扫描，结果显示只有因脑转移而引起的结构变化（见图3-1）。在发表所引用的文章时，该患者在诊断后7年仍无症状，并在发现肺癌后12年于2013年死亡。在饮用DDW的肺癌患者中，该患者[68]的情形并不罕见。

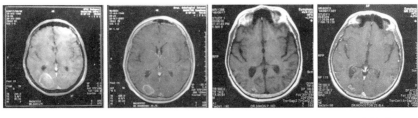

| 诊断时，2001 年 7 月 | 3 个月后 | 23 个月后 | 43 个月后 |

图3-1　一例54岁女性患者在发现源于肺部肿瘤的脑转移时
和饮用DDW期间的头颅MRI

在另一个病例中，一例58岁女性患者于2007年底诊断为源自肺部的脑转移瘤。该患者在确诊后不久开始饮用DDW，并且3个月后，脑部MRI显示，肿瘤明显消退。该患者在前3年内连续饮用DDW，随后是7个重复疗程，每个疗程有2～4个月，中间中断几个月，直到2017年。该患者在诊断后10年和停止饮用DDW后2年死亡。

已知抑制生长激素与EGFR受体结合的药物吉非替尼对肿瘤EGFR突变基因扩增10%的肺部肿瘤患者有效。但上述病例发病时吉非替尼尚未用于临床。

2012年，有研究者对129例肺癌病例的数据进行了统计处理[54]。51例女性患者的平均年龄为58.1岁（中位年龄：58.3岁），而78例男性患者的平均年龄为58.7岁（中位年龄：58岁）。70%的患者（$n=90$）经组织学归类为NSCLC，19%（$n=24$）为SCLC，以及12%（$n=15$）为混合型肿瘤。在经评估的患者中，21%（$n=27$）已出现脑转移。在本书中，已详细讨论不同组织学组的生存数据，表3-3列出了按性别分别在1年、2年、3年和5年的生存数据。

表3-3　129例肺癌患者在1年、2年、3年和5年的性别特异性存活率

患　者	存　活　率			
	1年	2年	3年	5年
男	77%	51%	38%	19%
女	94%	75%	60%	52%
两性	84%	60%	47%	33%

一个令人惊讶的研究发现是，MST存在显著性别差异，其中男性为25.9个月，而女性为74.1个月（$p < 0.05$）。

来自小鼠模型的基础研究结果可解释这种差异[54]，但这需要得到进一步的研究证实。在这些小鼠模型的实验中，监测在经化学致癌物7,12-二甲基苯并蒽（DMBA）处理的小鼠肺组织中Bcl2、Kras和c-Myc基因在诱导后24小时表达的变化。DMBA能使饮用正常水的对照组雌性小鼠中检测的基因表达增加了几倍，而在雄性小鼠中未观察到显著变化。在给予含25 ppm低氘水的雌性小鼠中，三种癌基因的表达受到抑制，这可证实先前研究发现的氘浓度降低对大量基因的活性具有显著作用[53]。在暴露于DMBA后给予DDW 25 ppm的雄性小鼠中，未引起任何有意义的致癌基因诱导，无法检出DDW的抑制作用。应通过对人类肿瘤组织样本进行详细分子分析，阐明人类研究中观察到的性别间MST的显著差异是否与这一现象有关。

《营养与癌症》[54]发表我们的文章后，我们继续追踪肺癌患者，并记录其病情变化。在第三届国际低氘水会议（布达佩斯，2015）上，我们评估了来自304例肺癌患者的数据。所研究的患者人群的MST为48个月，几乎是仅接受常规治疗的患者的预期MST

的6倍。表3-4分别按性别显示基于2010年129例患者和5年后304例患者的数据计算的MST值。

表3-4　1992—2010年和1992—2015年摄入DDW的肺癌患者的
中位生存时间趋势（按性别分别评估）

	1992—2010年入组的患者的MST（*n*=129）	1992—2015年入组的患者的MST（*n*=304）	历史对照组
男	25.9个月（*n*=78）	40个月（*n*=157）	7.5个月
女	74.1个月（*n*=51）	87个月（*n*=147）	10.3个月

来自1992—2010年随访的129例患者的数据表明，DDW可成倍延长患者的预期生存时间，并且5年后，生存期得到显著延长。

在肺癌病例中，我们重点介绍了9例已切除肿瘤但继续饮用DDW的患者。这9例患者的累积随访时间为53.7年。报告了两例复发病例，但在检查周期内未发生死亡。其中一例在第一次手术后13个月肿瘤复发，并且再次切除。然后，在接下来的15个月内，患者保持无肿瘤和无症状状态。另一例患者在2012年接受手术后重复饮用DDW 3年，每个疗程为3个月，中间间隔3～6个月。从2015年5月到出现新肿瘤，患者有2年时间没有饮用DDW，疾病复发了。这些结果与在经手术无瘤乳腺癌患者中观察到的结果一致，从而证实在缓解期患者中，可通过使用DDW来延长无瘤周期，并且可预防和避免疾病复发。

结肠直肠癌

排在肺癌和乳腺癌之后的第三种常见肿瘤是结肠直肠癌，约12%可能需要辅助使用低氘水疗法的患者人群可归入这一组。近年来，已进行几次统计评估，并且报告了最重要的结果。

该研究基于270例诊断为结肠和直肠癌的饮用DDW超过一天的患者。分析目的之一是，研究MST与饮用DDW的时间长度之间的关联。在数据处理过程中，逐渐缩小了评估的患者范围。在第一步中，排除了饮用DDW少于30天的患者，然后进一步将患者人群的饮用DDW的时间以30天为界，划分饮用低氘水超过60、90、120和150天的患者为一组。表3-5汇总了生存数据。

表3-5　MST值变化作为饮用DDW的时间长度的函数

患者数量 （例）	饮用DDW的时间长度（天）	MST（月）
270	1+	84
262	30+	84
249	60+	84
234	90+	84
200	120+	95
177	150+	95

在表3-5中，两个评估组的7.0年（84个月）和7.9年（95个月）的MST值是仅接受常规治疗的患者人群的MST值的两倍以上。饮用DDW超过120天时所计算的生存时间增加11个月表明，至少需要3～4个月的连续DDW摄入才能达到期望的效果。

对210例已饮用DDW超过90天且具有详细的疾病进展数据的患者进行了进一步分析。为了按分期确定MST值，根据经典分类法，将零期～三期患者分为一组，而将四期患者分为另一组。由于MST值明显受到诊断疾病至开始饮用DDW的时间的影响，因此还在两次进一步的细分中研究了MST变化。分别分析了那些在诊断后1年和3年内开始使用低氘水的患者，也按性别分别评估了MST。结果见表3-6。

表3-6 直肠癌患者的MST值——按分期、性别和
从诊断到开始使用DDW所经过的时间

| | 女性 | | | |
| | 诊断后1年内使用DDW | | 诊断后3年内使用DDW | |
分期分类	MST（月）	平均值（月）	MST（月）	平均值（月）
0 ~ Ⅲ	—	225.4	—	208.2
Ⅳ	37.8	147.0	42.4	108.8

| | 男性 | | | |
| | 诊断后1年内使用DDW | | 诊断后3年内使用DDW | |
分期分类	MST（月）	平均值（月）	MST（月）	平均值（月）
0 ~ Ⅲ	45.2	81.5	45.6	82.3
Ⅳ	22.1	29.0	30.8	36.1

在零期至三期女性患者组的情况下，由于在诊断后1年内使用低氘水的组和在诊断后3年内使用低氘水的组中病死率均不低，因而无法确定MST。四期患者的MST值是历史对照组的两倍。男性患者中所有组的MST均比同期未使用低氘水的患者的高，且女性患者的MST增加更显著。鉴于对肺癌观察到类似显著性别差异，需要进一步分析来阐明这种差异的原因。一个可能原因是女性更加关注自己的健康，更早地认识到问题所在，以及毫不拖延地去看医生；疗效也可能受到较低体重的影响；也有可能是女性在接受治疗

时更严格地遵循说明且更自律。男女性之间的生物学差异也可能反映在生存时间上。进一步研究和阐明这些问题对提高男性低氘水的疗效至关重要。

支持低氘水在整个人群中的抗癌作用的研究结果

在第三届国际低氘水大会（布达佩斯，2015）上，我们展示了来自1 827例已接受低氘水治疗的癌症患者的经统计分析的结果。以下是这项分析的主要结论。

患者同意在1992年10月至2014年10月间提交其相关数据。所有饮用DDW超过1天的患者均参与了研究。我们拥有所有可用的必要数据：年龄、体重、性别、诊断日期、肿瘤位置、饮用DDW的开始和结束日期、研究结束时患者状态（死亡/存活）以及研究期间记录的变化。

在经评估的患者中，56.6%为女性（n=1 034），43.4%为男性（n=793）。患者的平均年龄：54 ± 16岁（中位年龄：57岁），平均体重：69 ± 17 kg（中位体重：70 kg）。分析肿瘤发生率发现，其分布与整个癌症患者人群中的发生率几乎相同。详细列出主要患者组：胃肠道肿瘤（18.5%）、肺部肿瘤（16.6%）、乳腺癌（18.7%）。

1 827例患者的累积随访周期（从诊断到随访结束）为6 881年。从诊断到开始饮用DDW的累积周期计算为3 104年。这意味着，平均而言，患者在诊断后20个月开始饮用DDW。1 827例患者饮用DDW累计2 265年。完成低氘水应用后，累积随访时间为1 512年，从开始饮用DDW到随访结束的累积随访时间为3 777年。

整个患者人群的MST计算为10.1年，是仅接受常规治疗的

患者的MST的倍数（另外，考虑到死亡人数通常占新病例的
40%～60%，尽管各国之间存在差异）。

我们研究了诊断日期和开始饮用DDW日期之间所经过的时间
与患者MST的关系，以及饮用DDW的持续时间是如何影响DdU和
MST的。

表3-7显示，自诊断起1年内开始使用低氘水的患者的MST
（8.1年）几乎是那些自诊断起2年后开始使用低氘水的患者的
MST（4.5年）的两倍。那些在诊断后1～2年开始饮用DDW的
患者的MST介于这两个值之间，为6.4年。之所以有显著差异，可
能有多方面的因素。诊断与开始饮用DDW和MST之间的近乎线
性关系清晰地表明了DDW作为辅助治疗何时开始饮用的决定性
作用。

表3-7　诊断和开始饮用DDW之间的时间与患者的MST变化

	诊断日期和开始饮用DDW日期之间所经过的时间（年）		
	不到一年	一至两年	两年以上
所评估的病例数量	1 173	209	131
MST（年）	8.1	6.4	4.5

表3-8列出了MST与饮用DDW的持续时间之间的相关性，这
证明了这两个因素之间的相关性强。当然，决定3组的MST的因素
并不仅仅是饮用DDW的持续时间。特定组的肿瘤类型和阶段分类
也决定了MST。饮用DDW 3～6个月的患者和饮用DDW 10～12
个月的患者的MST相差13.3年（17.9年－4.6年=13.3年），这只能
用低氘水的显著抗癌作用来解释。

表3-8　MST与饮用DDW的持续时间的关系

	饮用DDW的持续时间（月）		
	3～6	7～9	10～12
所评估的病例数量（例）	512	288	112
MST（年）	4.6	6.1	17.9

在研究乳腺癌病例时，我们也讨论了疗效与DdU的关系。特定DDW摄入量和体重之间存在明显的（反比）关系。因此，我们研究了上述关系是否适用于所有DDW患者。获得的数据（见表3-9）与之前的结果一致，即在体重为30～60 kg的患者中计算出的MST最长。就DdU而言，这意味着体重分别为31～60 kg和61～80 kg（计算平均值为45 kg和70 kg），每天饮用1.5 L浓度为105 ppm的DDW，这两组计算出的DdU分别为1.5和0.96。

表3-9　MST与体重的关系

	患者体重（kg）			
	31～60	61～80	81～100	101及以上
所评估的患者数量（例）	431	849	327	43
MST（年）	10.9	9.5	9.4	4.6

使用低氘水可以防止疾病复发

另外又组建了两个界定明确的组，并分析了数据。在1 827名患者中，1 656名在开始使用低氘水时至少发现有1个肿瘤，171名因常规治疗而无肿瘤。表3-10列出了这两组的关键数据。

表3-10　开始饮用DDW时，肿瘤患者和缓解期无肿瘤患者的关键数据

	肿瘤患者 （n=1 656）	缓解期患者 （n=171）
从诊断到随访期结束的累计随访时间（年）	6 079	801
MST（年）	9.1年	不可计算
从诊断到开始饮用DDW的平均时间（天）	646	374
饮用DDW的平均持续时间（天）	440	571
死亡数	476（28.7%）	11（6.4%）
累计随访时间/死亡数之比	12.7	72.8

表3-10显示，缓解期患者在诊断后平均374天开始使用低氘水。这表明，患者在肿瘤复发之前，在常规治疗期间或之后开始饮用DDW。

计算出的整个DDW人群（n=1 827）的平均MST为10.1年，其中1 656名肿瘤患者的平均MST为9.1年。在超过6 000年的累计随访中，28.7%的患者死亡。无法建立一个与DDW人群精确对应的癌症患者对照组（不饮用DDW），并比较两组的数据。根据现有统计数据，估计饮用DDW使MST增加了4倍，病死率降低了50%以上。

事实上，在801年的累计随访期内，171名饮用DDW的缓解期患者中只有11名死亡，这表明与不饮用DDW的同一疾病阶段患者相比，病死率极低。基于此可以得出结论，在肿瘤缓解期患者中，低氘水可以预防约90%的肿瘤复发。我们应该问这样一个问题：这其中是否有共性，如果有，在代表9种不同癌症的11名患者中有什么共性？在详细分析现有数据后发现，其中两名肺癌和膀胱癌患者因为短期饮用DDW（分别为99天和91天）以及一名急性淋巴性白

血病患者饮用的氘浓度（85 ppm）不当，这可以解释为什么没有达到预期效果。4名患者（食道癌、结肠癌、子宫癌和非霍奇金淋巴瘤）饮用DDW的持续时间较长（分别为1 927天、783天、313天和189天）。当低氘水对患者的系统不再有影响时，他们在停止饮用DDW后数年（分别为5.6年、1.2年、2.9年和3.4年）死亡。1名被诊断出星形细胞瘤Ⅲ级脑肿瘤的患者4年没有复发，并在复发后继续饮用DDW，持续4年。3名乳腺肿瘤患者中有1名仍处于缓解期，但在诊断后3.5年开始饮用DDW。然而，不久之后，她出现了骨和肺的转移癌。另外2名乳腺肿瘤患者在成功治疗后立即开始在缓解期饮用DDW。有1例在两个DDW疗程间出现疾病进展。另1例无症状，并在8个月后停止饮用DDW，2.5年后，在出现肺转移后才恢复了饮用DDW。

　　11名死亡患者中有7名患者饮用DDW不当，这表明，即使是缓解期患者，及时开始饮用低氘水、恰当安排重复进行治疗方案以及确定最佳的中断持续时间也十分重要。低氘水使用的基本规律将在后面章节中详细讨论。

　　以下评估结果几乎保持不变，这一点支持了上述结论。在2019年评估的2 222名患者中，有204名患者在无肿瘤的情况下开始饮用DDW，13名患者在1 024年的累计随访期内死亡（包括上面提到的11例病例）。在该204名患者中，156名在781年的累计随访期内没有复发。数年来，这组患者一直重复为期3～4个月的DDW疗程。

 ## 疾病复发的动力学（基于最新的研究）

　　达到无癌状态的患者应接受数年定期检查，以尽早发现任何复发情况，并通过及时治疗再次达到无瘤状态。大多数病例采用的常规检查方法为影像诊断（X 射线、CT、MRI、PET/CT）或分子诊断检测，如肿瘤标志物检测。不同的成像技术具有不同的灵敏度，但即使是很灵敏的方法，也只能在复发/转移瘤的大小达到该技术的检测阈值时才能指示复发。肿瘤标志物研究有更高的灵敏度，在预测疾病进展方面更为可靠。但许多癌症检测并未采用肿瘤标志物，其实肿瘤标志物的诊断价值不大，肿瘤不一定都产生高于正常水平的肿瘤标志物。肿瘤标志物有其局限性。

最近开发的新诊断技术[69-70]敏感性极高，甚至可以在肿瘤出现之前通过监测分子过程来预测复发的可能性及其复发的时间进程。该技术包括从切除的肿瘤中识别 DNA 分子中的患者特异性遗传异常。基于这些信息，可以跟踪血流中循环的肿瘤 DNA 及其数量变化。根据新技术收集的数据，可以得出两个重要结论：

（1）在循环肿瘤细胞 DNA 复制数量没有增加的患者中，有90%的概率保持缓解期，不复发。

（2）在循环肿瘤细胞 DNA 复制数量增加的患者中，通过使用主流的诊断工具在几个月的检查期间可检测到疾病复发。

结肠癌肿瘤 DNA 复制数量增加情形可以提前8.7个月被检测到，乳腺癌 DNA 复制数量可提前9.5个月被检测到，肺癌 DNA 复制数量可提前4个月被检测到。疾病的进展还可以通过成像技术进行检测。检测显示，血液中循环的癌细胞特有的遗传异常的 DNA 序列（cf DNA，循环游离 DNA）来源于存在于体内并在血液中循环的肿瘤细胞。较多的肿瘤在手术后随访时通常会复发，但通常是在治疗后数月或数年出现复发。用 cf DNA 获得的数据表明，系统中的肿瘤细胞为了存活，会试图向远处转移。在肉眼检查无肿瘤的缓解期患者中，在常规治疗中存活下来的肿瘤细胞会同时进行细胞分裂和死亡。一些细胞附着于其他位置并开始生长需要几个月甚至几年的时间。而这只能在几个月或几年后才能用常规成像技术检测出来。每年一个或多个疗程饮用DDW，可以极大地抑制缓解期患者的肿瘤细胞分裂，防止肿瘤复发。据报告，这些患者未出现肿瘤复发，应该与低cf DNA水平有关。

第四章 低氘水是健康生活方式的关键要素

 ## 低氘水在健康人群中的应用

除了少数罕见的遗传性疾病，人们出生时大都健康，大多数人会健康地度过大半生。衰老是我们健康的大"敌"，因为随着年龄的增长，各种疾病（主要是慢性疾病）会更加频繁地发生。统计数据表明，癌症的发病率在年轻时较低，但随着年龄的增长呈指数增长（见图1-2）。如何推迟老龄化人口的疾病发作，增加健康生活的年限是我们这个时代最大的挑战之一。在下一节，我们将了解这些基础知识以及低氘水为预防领域提供的机会。

人体由37万亿（37 000 000 000 000）个细胞组成，每个细胞都有1个由32亿个字母组成的遗传密码，长度为1.8 m。遗传密码折叠在大小为百分之一毫米的细胞核中。每个细胞中每时每刻都在进行着近两千种生化过程。成千上万的基因同步工作，保持协调与平衡，实现健康。

细胞同时进行许多分子生物学过程，确保细胞的健康。然而，细胞会出现退化，有时退化对身体不利，甚至变成恶性细胞，这都是生命的自然进程。细胞在进化过程中，在细胞和系统水平上会形成一些机制，以识别并消除威胁生物生存的恶性细胞。其中一种机制会"计算"细胞经历的分裂周期。一旦完成大约50次细胞分裂，细胞就会触发一种叫作细胞程序性死亡或凋亡的自毁机制。这种机制旨在阻止细胞存活，以免随着细胞未来分裂及不可避免的积累带来的越来越多的遗传缺陷。除了细胞的分子保护机制，免疫系统也在预防癌症中发挥重要作用。但癌症的高发病率表明，免疫系统不是100%有效，肿瘤细胞或肿瘤细胞群还是有可能在身体的任何部位形成并存活。这些肿瘤细胞可以在体内持续生长数年而不被发现，所以当诊断出肿瘤时，可能从第一个细胞出现，已经过了4～5年。筛查旨在早期检测并摧毁这些达到检测阈值的肿瘤细胞，但有关筛查的争议和困境还无法解决。

曾有理论将癌症的发生归因于遗传程序中的突变或其他信息错误。几十年前已经研究并证实了氘会增加细胞突变和遗传缺陷的数量，最近通过PCR（聚合酶链式反应）技术再次证实了这一点[71]。

众所周知，根据沃森和克里克的DNA模型，两条DNA链通过A–T和G–C碱基对（A：腺嘌呤，T：胸腺嘧啶，G：鸟嘌呤，C：胞嘧啶）之间的双氢键和三氢键得到加强。参与氢键形成的氢原子的运动是相互协调的，并由氢键的振动频率决定。相反，如果其中1个氢键被氘键取代，且氘的振动频率与氢键中氢的振动频率相差约30%，则该碱基对的键强度会因氢键的谐振被消除而显著减弱。正如PCR实验所证实的，因为氘的双倍相对原子质量会导致化学性能的差异，所以氘的存在可能会显著影响DNA合成期间复制过程的准确性[71]。

基于上述信息，可以假设低氘水使用期间降低氘浓度也会减少细胞突变的数量，而这可能是DDW帮助预防癌症的机制之一。

很难想象略微降低人体的氘浓度就会产生如此显著的生物学效

应。这可以通过显示一个人一生中体内参与形成氢键的氘的绝对数量来说明。

在一个人的一生中，体内大约会发生 10^{16} 次细胞分裂。在细胞分裂之前，一个细胞需要复制 1.8 m 长的遗传信息。所以我们细胞合成的遗传程序总长度是 18 万亿 km，一个 DNA 分子内每 0.0014 mm 就有 1 个氘键，总计数量约为 1.2×10^{22}。从这些数据可以清楚看出，在一个人的一生中，在细胞分裂的 DNA 复制过程中，即使将身体的氘浓度降低 10%，也会使氘键的数量在绝对值上减少 10^{21} 之多。

必须强调的是，线粒体是细胞的"动力工厂"，有自己的基因构成。线粒体突变也会影响细胞功能。人们普遍认为，线粒体功能正常是细胞健康的先决条件。然而，诺贝尔奖获得者奥托·沃伯格在 20 世纪 20 年代的发现揭示了一个事实，即癌症可能是由线粒体分解代谢发生改变引起的，而其可追溯到线粒体遗传密码的突变。

总而言之，饮用 DDW 和维持低氘水浓度生活都有助于减少细胞突变数量，从而保持健康，预防癌症。在这一点上，氘的存在及其影响从遗传和代谢两条途径上对癌症作出了解释。

尽管如此，我们仍必须承认，即使有可能减少遗传缺陷的细胞数量，继而减少癌细胞的数量，也不能百分之百地有效预防癌症。癌症预防的一个重要挑战是治疗是否能够在肿瘤细胞达到诊断阈值和（或）在远处形成转移瘤之前破坏肿瘤细胞，这一事实彰显了预防的重要性，因为事实上，"癌症患者"远在诊断之前就已经是癌症患者了。所有诊断出的病例在几年前就已罹患癌症，但在后来才达到疾病的检测阈值。这也意味着每个人可能都在不断地产生肿瘤细胞或肿瘤细胞群，但没有办法知道什么时候才能确诊。

有几项实验结果支持低氘水对癌症预防的作用。随着诊断学的迅速发展，现在有望精确跟踪人体内发生的生理和生化过程。可以监测的生理参数之一是肿瘤标志物。对于某些肿瘤，一些主要是蛋白质的分子会出现在血液、尿液或组织中，这些分子或由肿瘤本身产生，或因身体对肿瘤的反应而产生。一旦诊出肿瘤，升高的肿瘤标志物水平即可用于监测疾病和治疗的进展，因为在大多数病例中，它们的水平与体内存在的肿瘤的大小密切相关。术前测量的高肿瘤标志物值在术后会急剧降低可证明这一点。

对于某些病例，即使手术成功，即使成像检查（X射线、CT、MRI、PET/CT）无法检测到体内的新肿瘤，肿瘤标志物也可能迟早会再次升高。如前所述，肿瘤标志物水平也可能因炎症而升高，因此高肿瘤标志物水平本身不具有诊断价值，只有在肿瘤的存在和升高的肿瘤标志物水平之间存在明确的关系时，才能用于规划低氘水治疗。

在成像技术尚未检测到肿瘤但其肿瘤标志物水平已经升高的患者中，很好地监测了低氘水的疗效。患者饮用DDW后，肿瘤标志物值持续下降。

宫颈癌是对低氘水最敏感的癌症，也是最可治愈的癌症之一。其中一个原因是它的解剖位置允许用阴道镜（放大25～50倍的长焦距透镜显微镜）直接检查受影响区域，而无需侵入性干预，并且细胞学家可以在从宫颈取拭子后用显微镜对组织样本进行分类。乔治·帕帕尼科拉乌发明了涂片染色方法（"巴氏涂片"），该方法是引入P0～P5量表的基础。P1和P2表示宫颈没有异常过程，P3表示存在异常病变，P4和P5表示宫颈有癌性病变。对于宫颈，能够在数年间直接跟踪从健康上皮到癌变上皮的过程。在许多病例中，癌前P3～P4阶段是可逆的，这一事实证明了低氘水的抗癌作用。

直接研究低氘水的预防效果需要跟踪数千人摄入DDW至少10年，这一点无法实现。然而，我们能够对成功手术的无肿瘤患者进行随访，这些患者肿瘤复发的可能性是健康人群的几倍。在该人群中，低肿瘤复发率和低病死率表明DDW的高疗效性。根据长期动物研究和20多年使用Vetera-DDW-25抗肿瘤兽药的经验，一个疗程（每年1.5～2个月）可显著降低已无肿瘤的小动物的疾病复发风险。在48名先前诊断出乳腺癌并接受手术的缓解期患者中，只有1名患者在超过221年的DDW摄入患者累计随访期内死亡[65]。将这一分析扩展到1992—2018年开始饮用DDW并随后进入缓解期的病例，获得了类似的结果。

在总计9例肺癌、32例缓解期胃肠肿瘤、15例缓解期妇科肿瘤和8例缓解期前列腺肿瘤患者的随访中，只有5例患者（4例胃肠肿瘤和1例妇科肿瘤）在338年的累计随访期死亡。

基于以上内容，我们建议健康人群按照"剂量建议"一节所述建议使用低氘水。建议40～50岁人群，每两到三年按疗程饮用一次DDW，以作为预防措施（氘含量为125 ppm或105 ppm）。对于50岁以上者或高危人群（吸烟者、有家族积累史的人等），建议根据H/1和H/2方案，每1～2年进行一个疗程。

综上所述，如果健康个体能够保持其身体的氘浓度比平均水平（145～150 ppm）低10～20 ppm，并偶尔进行一个疗程从而在几个月内进一步降低氘浓度，就能增加他们无疾病生存的年数。

 ## 筛查试验的局限性和矛盾性

除了一般膳食和保健生活方式建议外，筛查也能额外降低人群癌症病死率。当前经验也支持进行癌症筛查，因为疾病发现得越早，永久彻底治愈的概率就越大。在审查当前癌症筛查结果后也发现，在实践中要有效实施该方法存在一些局限性：

（1）有200多种不同类型的癌症，其中只有一部分可以通过大规模筛查被发现。

（2）不同的筛查方法具有不同的灵敏度。如果被筛查者的肿瘤低于可检测水平，则不能被检测到；然而，如果在几个月后进行筛查则又可能会成功检测到。

（3）给定时间点测定的阴性结果只能暂时证实肿瘤不存在。

（4）在人群中仅筛查一种肿瘤，虽然针对该肿瘤的特定结果可能呈阴性，但受检者可能存在另一种肿瘤且未被检测到。

（5）广泛使用先进的成像技术（CT、MRI、PET/CT）进行全身筛查毫无意义且不可行，经济上也不可持续。

（6）任何筛查只有在其能成功筛查至少50%～60%的目标人群时才有效，而肿瘤筛查活动通常做不到这一点。

（7）筛查的基本要求高度冗余。由于我们事先不知晓谁是患病者，我们只能寄希望于"全体"筛查中有一些在疾病早期阶段就发现了肿瘤的个体。例如乳房X射线照相检查，每1 700～1 800例检查中有一例呈阳性，可见挑战的严峻。

（8）经常出现假阳性结果的情况，这给受检者带来了相当大的心理负担，直到明确为误诊。

（9）虽然人们都知道，早期发现的癌症可以得到更好的治疗，治愈的概率也更高，但对于某个患者来说，如果将治疗推迟到几年后再进行，其预期寿命是否延长与缩短都很难说。

（10）另一个难题是，证明肿瘤细胞的存在并不一定意味着会发展成肿瘤。在尸检时发现很大一部分（60%～70%）死于非前列腺肿瘤的老年男性的前列腺中有肿瘤细胞。这使得是否需要治疗以及如果需要，应该何时开始治疗的问题变得更加复杂。

（11）如果通过廉价、简单的癌细胞筛查发现大量患者，随后进行费用高昂的治疗，可能会产生严重的健康、经济和社会后果。PSA（前列腺特异性抗原）肿瘤标志物检测的病例就说明了这个问题。老年男性人群中有很大一部分人的PSA显著升高，这有一半概率可分别归因于炎症或前列腺肿瘤。困难在于无法预测谁会患肿瘤，而且治疗所有高PSA的男性在经济上不可行。

基于筛查困难等原因，医学界有时会采用一种预防癌症的方法——给具有乳腺癌高风险的健康人使用肿瘤学中使用的抗癌药物。事实表明，尽管随访人群中乳腺癌发病率明显下降，但由于药物的不良反应，预防性治疗伴随着严重的不良反应和危及生命的事件（如肺栓塞）。鉴于这些结果，人们认识到，用于癌症治疗的药物不能用于预防癌症。

在医学上使用低氘水也可能在预防领域带来突破，因为目前已知它具有抗肿瘤作用的同时未引起任何毒性作用。

第五章　低氘水在良性肿瘤中的应用

在饮用DDW的肿瘤患者中，也包括一定数量的良性肿瘤患者。在此类疾病群体中，其疗效结果和实际经验经常会混淆且难以分辨清楚。在一些病例中，低氘水有明显的积极影响，而在其他病例中，没有观察到明显的变化。在大多数病例中，良性肿瘤没有表现出与恶性肿瘤中观察到的相同程度的敏感性。因此，在敏感性方面似乎有明显区别。虽然健康细胞对低氘水没有表现出敏感性，但良性病变中能表现出较低程度的敏感性，而这在恶性肿瘤中更明显。

对于良性病变，尽管其敏感性较低，但仍建议患者饮用DDW（浓度为105～85 ppm）三到四个月，在此期间可以确定是否有望进一步改善。

解决该问题的另一种方法是良性疾病患者根据H/2方案饮用DDW，这一方法的另一目标是防止良性肿瘤发展成恶性肿瘤。

列举一个实例，一位12岁女孩在2000年被诊断出脊柱星形细胞瘤Ⅰ级肿瘤，椎管有一长段已被堵塞。常规治疗方法无法治疗这种疾病。该患者多年来定期饮用不定量的DDW，2010年的磁共振扫描显示，与2002年的扫描结果相比，肿瘤长度减少了2 cm。2015年，患者大学毕业，2018年无症状。另外，在诊断出脑膜瘤的患者中，低氘水对成功手术后预防或延迟肿瘤复发有重要意义。

基于有限数量的纤维瘤患者的数据，观察到DDW对它的敏感性最小。

对于患有良性前列腺肥大的男性，DDW推荐饮用浓度为

105 ppm，可缓解泌尿问题的症状，但更重要的是，通过重复DDW饮用疗程，可以防止前列腺癌的发展。

　　囊肿出现与延胡索酸水合酶的功能障碍有关，延胡索酸水合酶在线粒体呼吸链（Szent-Györgyi-Krebs循环）中起着重要作用。DDW研究表明，低氘水可以改善线粒体功能，这一事实对囊性疾病治疗具有特别重要的意义。现在仍需要进一步研究来证明这一点，但囊肿的高敏感性和患者出现的快速反应应归因于含有功能障碍线粒体的细胞被破坏或DDW改善了线粒体功能。良性囊肿对低氘水敏感，反应通常很好，低氘水治疗在相对短的时间内能迅速显著地缩小或完全溶解囊肿。

第六章 癌症治疗的范式转变

　　将DDW用于癌症治疗不仅意味着在医疗工具箱中增加了一种新药物，这也是一种新的治疗策略。可以看到过去几十年中使用的大多数肿瘤治疗策略的主要目标是使用细胞毒性化合物和其他医疗程序破坏肿瘤细胞。癌症研究和药物开发主要集中在寻找能抑制细胞分裂和破坏快速分裂中的细胞的分子。然而，细胞快速分裂不仅发生在肿瘤中，也发生在身体的其他几个部位。这意味着这些治疗有明显的严重不良反应。据认为，在许多临床研究中，抗肿瘤疗效适度增加以及不良反应稍微减少就算是好的结果了，这足以证明这种新物质比已用药物"更好"。在开发平衡抗肿瘤疗效更高的同时不让不良反应超过可耐受水平，癌症死亡统计数据明确表明了这种方法的失败。承认并认识到这一事实后，分子生物学的新进展和对靶向治疗方法的结果的不满共同催生了"攻克"癌症的目标，将其从急性疾病转变为慢性疾病。这种认识基于直径一两厘米的肿瘤并不会导致癌症患者死亡的事实。

　　真正的原因是肿瘤继续生长并与邻近组织交织，产生转移，所有这些因素共同引起了显著的生理变化，引起身体重要功能退化和丧失，最终导致患者死亡。"使疾病慢性化"的方法放弃了消灭肿瘤的目标。相反，其主要目标是将肿瘤控制在比较稳定的水平，同时以最小的毒性获得益处，并尽可能最大限度地维持患者的总体生活质量。这种方法通过使用具有轻微不良反应的新药和减少现有药物的剂量，大大增加了癌症患者的长期存活率。

出于各种原因，辅助使用低氘水可能显著提高现代肿瘤治疗的有效性。

低氘水疗法联合使用常规治疗方法帮助很大一部分患者完全摆脱癌症。在常规治疗后使用DDW作为随访治疗有助于降低缓解期的复发风险。

对于不能完全消除癌症的患者，在常规治疗的基础上辅助使用DDW可能缩小肿瘤，增加患者的预期寿命。

肿瘤患者可能会对药物产生耐药性，包括DDW，但通过组合方案、相互配合以及不同的治疗程序同步采用，可以防止和延缓耐药性。

可用的常规治疗方法有限，且治疗期受限。但DDW可以几乎无间断地饮用很长时间。因此，它在防止疾病复发和保持患者无癌状态方面发挥了重要作用。低氘水不仅可以用于疾病复发时的干预，还能缓解肿瘤患者的病情。

使用低氘水作为辅助治疗的一个基本目标是找到并充分确保治疗带来的影响程度和疗效与疾病所处阶段之间的平衡，甚至是多年的平衡。它还给出了应如何分配可用的资源来防治这一疾病。重要的是，常规治疗和低氘水都应仅在必要时使用。如果一项特定医疗程序，例如化疗，本身是有效的，那么我们可能会考虑同时使用辅助治疗。利用DDW和常规治疗的叠加和协同效应也很重要。

改变氘浓度也为DDW增加了多种用途。没有必要也不建议马上从最低氘水浓度开始。与常规治疗结合使用时，适度降低的氘浓度值（更接近于自然界中发现的氘浓度值）也可以达到期望的效果。

在规划治疗时，必须考虑几个因素。疾病的阶段分期和肿瘤病理学是决定性因素。确定哪些常规治疗方法合适、其预期疗效以及患者是否能够得到缓解也有着重要意义。其他因素包括常规治疗不能使患者达到完全无癌化和预期的无疾病进展。了解DDW治疗方案的开始日期与诊断时间的关系非常重要。在诊断时就开始使用低氘水和将它作为已经持续多年的进行性疾病的辅助疗法之间是有很大区别的。

　　考虑到不同的治疗方案及其组合、治疗的进展以及肿瘤可能反应的各种方式，很难只用一个简单的解释就能说明与联合使用常规治疗和DDW相关的所有问题和任务。因此，我们要考虑这个问题的许多方面。

常规策略与亚分子治疗策略的比较

　　在比较和总结上述两种治疗策略时，需要注意的是，常规药物治疗的目的是破坏肿瘤细胞，而低氘水的目的是"驯服"它们。这两种策略受完全不同的原则支配，需要有不同的心态。常规药物治疗与低氘水治疗的一些基本差异列于表6-1中。

表6-1　常规药物治疗与低氘水治疗的比较

常　规　治　疗	低　氘　水
非天然活性物质	天然活性物质
靶向细胞分裂的特定点	影响多个点的细胞分裂和代谢的调节机制
有严重的毒性作用	没有不良反应
一种药物通常仅适用于特定类型的癌症	适用于多种癌症
旨在破坏肿瘤	旨在重新调节恶性细胞的新陈代谢，恢复健康的线粒体功能，并限制恶性肿瘤的进展

这两种治疗理念存在根本差异，我们的研究目标是将这些治疗方案结合起来，让患者有完全康复的机会，并防止肿瘤复发，帮助患者大大延长无疾病生存的时间，同时保持良好的生活质量。

这两种治疗最基本的目标是一样的。首先，必须让患者达到完全无癌状态（即使用成像技术在体内不能检测到肿瘤）。随后，必须保持无癌状态，防止癌症复发（就治疗结果而言，是使用常规治疗方法还是DDW+常规治疗组合都无关紧要，具体可由患者开始治疗时所处的阶段决定）。无论患者的癌症类型是什么，均可将其划分为三个阶段：

（1）一期：边界清楚，可手术，非浸润性肿瘤，肿瘤直径1～2 cm，周围淋巴结无转移。

（2）二期：肿瘤大小超过2 cm，可浸润周围组织，可从周围淋巴结检测到肿瘤细胞，不可手术，但通过适当治疗后可手术。

（3）三期：这一阶段可分两种情况，一种独立于原发肿瘤，用医学成像技术可检测到远处转移；另一种为不可手术的肿瘤，或者即使可手术效果也不好，例如可减小肿瘤的大小和肿瘤的数量，但不能使患者无癌。

在大多数一期和二期病例中，常规治疗可以使患者无癌。通过手术、放疗、化疗和激素治疗可以达到治疗效果。在患者已有远处转移（三期）的情况下，不可能达到完全无癌状态。这意味着仅用常规治疗无法达到主要目标。常规治疗+低氘水组合有助于很大一部分一期和二期患者实现无癌状态，并且这一比例高于目前三期患者的该比例。联合使用常规和亚分子治疗策略有助于更高比例的患者实现无癌。在后期治疗中，联合使用两种治疗方法可以防止癌症复发。此外，还可阻止无法实现无癌状态的患者的病情进一步恶化。

低氘水可能影响组织病理学

既往的宠物低氘水治疗表明，DDW的效果不仅限于使肿瘤细胞死亡和缩小肿瘤，它还能够影响肿瘤的恶性程度，甚至逆转肿瘤形成的过程。研究者从一只患有直肠癌的犬处采集了不同治疗阶段的样本，经过病理学分析，证实了肿瘤细胞的形态转化。在几周的DDW治疗后，采集的样本显示，DDW治疗前的肿瘤组织学结果（典型腺瘤）发生了变化。细胞形态变得更加规则、分化程度高，并显示出良性腺瘤的特征。在几周后采集的新样本中，没有检测到肿瘤细胞，只有淋巴浸润（见图6-1到图6-3）。

"低氘水是健康生活方式的关键要素"一章中引用的报告证实了低氘水对健康的作用，此类报告显示，饮用DDW的女性患者的细胞学结果从P3/P4变为P2。

人类和兽医学中的病例证实了低氘水对病理学的影响。而且，根据初步细胞学检查，手术前饮用DDW，手术中切除的肿瘤的病理学比预期的要好。在其他病例中，在切除的肿瘤中发现大量凋亡的肿瘤细胞。

上述结果提出了一个问题：让病理学家知道受检样本来自一名曾饮用DDW的患者，这对于日后的诊治是否有帮助？知晓这一背景情况，将为正确解释多变且有时令人困惑的组织学结果提供线索。在未来几年，收集类似的数据可为确定DDW的正确剂量并更好地了解其作用机制提供宝贵信息。

组织学取样所面临的困境

海森堡不确定性原理指出，同时确定电子（亚原子粒子）的位置和角动量是不可能做到的。一个参数确定得越精确，另一个参数

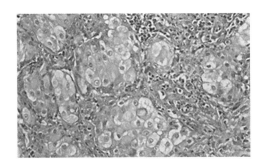

图6-1 在开始用Vetera-DDW-25治疗之前，一只14岁雄性西班牙猎犬的直肠肿瘤的组织学图像（嗜酸细胞癌）

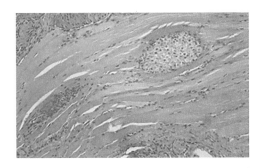

图6-2 用Vetera-DDW-25治疗4周后，14岁雄性西班牙猎犬直肠肿瘤的组织学图像（大汗腺腺瘤，细胞变得更小更规则，肿瘤细胞的分化程度增加）

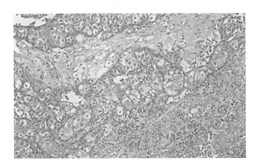

图6-3 用Vetera-DDW-25治疗8周后，14岁雄性西班牙猎犬直肠肿瘤的组织学图像（从先前受肿瘤影响区采集的样本显示强淋巴细胞浸润）

就变得越不精确。这种现象是量子系统的固有属性，"观察者效应"由此产生。观察者效应指被观察的情况或现象必然会因观察者的存在而改变。

肿瘤诊断学和规划治疗的一个基本原则是必须提取肿瘤细胞，并且必须用细胞学和组织学工具检查样本。如果不经过该检查，甚至不能开始治疗，因为病理检查的结果能够为精确诊断提供最有力的证据。如果需要的话，医生会用一根细针或粗针多次"戳"入肿瘤，但这种用针取样本的方法会破坏肿瘤的结构。在这个过程中，血管可能破裂，导致出血或炎症，更不用说肿瘤细胞破裂并通过血流转移到身体的远处部分。在确定肿瘤的组织学结果时，就应对活检原发肿瘤的患者进行医学干预。

量子物理学的"观察者效应"类比符合这一常规操作。虽然术中和术后病理学评估中的关键问题之一是确定血管是否已破裂，这一结果将影响患者的恢复概率，但为了获得诊断结果而进行的活检行为破坏了血管。它打破了肿瘤组织与其周边的健康环境多年斗争形成的结构，而这有利于帮助定位肿瘤。

对60～70岁的死于非前列腺癌的尸体解剖发现，他们中的60%～70%已患有前列腺癌，组织学取样实践遇到的难题变得更加复杂。如果这些患者接受过PSA肿瘤标志物检测，即使他们的死亡不是由前列腺肿瘤引起，他们很可能也会显示高于正常范围的PSA。众多潜在患者中的哪一个身上将显现癌症，以及为何会显现仍不确定。如果检测到PSA水平比较高，还需要进行活检，有时随后会完全切除前列腺（当癌症状况可手术，且患者同意手术时），切除时要明确肿瘤仍在其包膜内。PSA水平在术后下降，通过放射疗法和激素疗法可以长期将其保持在低水平。然而，PSA以后仍有可能增加，此时的干预选择有限。

即使在样本中未检测到肿瘤细胞，也不能断定患者是健康的，这一事实又加深了对活检结果的怀疑。即使取样的位置中没有肿瘤细胞，活检器官的任何其他位置也有可能存在肿瘤细胞。

尽管PSA值很高，但医生并不打算立即干预肿瘤，而是想通过所谓的观察等待来定期监测肿瘤标志物水平。没有组织学诊断，任何癌症都无法治疗，所以最好的办法就是等待，希望患者病情在数年内仍保持稳定。如果事实表明PSA进一步增加，则会实施预定医学干预（活检、手术、放疗和激素治疗）。相反，如果肿瘤标志物值没有增加（或减少），那患者就免去了不必要的干预或活检引起的并发症。饮用低氘水可能会大大改变当前做法，帮助解决活检的相关争议。如果有明显迹象表明体内存在肿瘤，那么低氘水引起的变化就具有指示性。肿瘤标志物水平降低或肿瘤质量减少（通过成像技术检测）可能与饮用DDW诱导的肿瘤坏死有关。由此可能开启癌症治疗的新篇章，因为尽管不实施活检就无法获得某些信息，但低氘水可以重新调整癌症患者的细胞代谢，无须深入侵入进行干扰，也不会扰乱肿瘤的结构。在肿瘤消退、成功完成手术之后，详细的组织学检查可能有助于获得有关癌症的更多信息（受体状态、分化程度、癌基因表达等）。在制订治疗方案时，所有这些特性都必须考虑在内。

我们之前讨论过一个前列腺癌患者的病例，他在2009年接受了活检并诊断出肿瘤。该患者不同意手术和常规治疗，而是开始饮用DDW。患者首先按要求接受了9个月的饮用治疗，随后是4～5个月的饮用治疗。然后他转为接受三个月的疗程，中间有过3～4个月的中断。4年后，之前1厘米的肿瘤再也检测不到了。又过3年后（诊断后7年），医生认为有必要再次进行活检，结果为阴性。这种结果让人觉得不可理解，因为患者没有接受过任何常规治疗，但他连续7年都没有出现任何症状。组织学结果证实为阴性，使患者可以免去侵入性治疗。但当患者停止饮用DDW 11个月时，PSA水平再次开始升高，并且在诊断后9年，MRI显示肿瘤再次出现，这一事实进一步证实了这一点。因此，即使组织学检查呈阴性，也不能保证无癌状态。这再次证实，阴性细胞学结果可以得出两个结论：要么患者是健康的，要么活检样本取自不存在肿瘤细胞的组织。

另一名患者在2007年被诊断出乳腺肿瘤并伴有骨转移。该患者接受了手术方案治疗，同时也采用了低氘水治疗。在连续几年的检查中发现了转移，但转移的肿瘤细胞没有任何变化。2007年至2012年，该患者重复进行了3～4个月的DDW治疗，其中有过3～6个月以及后来8个月的中断，然后在2012年结束后18个月没有继续使用低氘水。随后，在2014年夏天，检查显示脊椎中的肿块增大了1 mm。尽管患者被诊断出乳腺癌并接受了常规治疗，但当时并不认为在骨中发现的病变是乳腺癌转移，因为骨转移要发展7年以上。随后，应患者要求进行了骨活检，证实脊椎中的转移的确是乳腺恶性肿瘤，且已停滞多年。

这两个病例说明了额外使用低氘水可以显著影响癌症恶化的时间进程。被诊断为四期乳腺癌患者的病情在五年内没有恶化，这一事实并不意味着检查结果是错误的。这只是说明了使用低氘水可以延缓疾病恶化。

低氘水与成像测试的结合、灵敏度以及对测试结果的影响

常见的现象是，低氘水导致肿瘤细胞坏死，会伴随着炎症反应。因此，在治疗过程中，肿瘤最初可能会增大，患者可能会感受到受影响区域发热。CT、MRI和PET/CT扫描也证实了这一点，如果评估医生不知道患者正在饮用低氘水，对扫描结果也会感到困惑。

在DDW治疗开始后3～4周或在增加剂量时肿瘤明显增大，这很可能是由于炎症反应引起的，因此产生了令人困惑的结果。

如果中断饮用DDW，建议在中断开始时安排成像测试。在中断几个月后，恢复饮用DDW前进行的成像测试也可能会出现新的形态。比较结果可以揭示疾病是否在低氘水中断期间发展。如果疾病已经发展，则表明中断过早，或者中断持续时间超过了理想中断时间。如果没有变化，则表明中断的时间正确。在这种情况下，下一次中断的持续时间应延长1个月、2个月或3个月。

PET/CT研究提供了同时获得特定区域（PET）的代谢活动及其解剖结构（CT）的信息可能。在PET扫描过程中，给患者施用放射性同位素标记的氟代脱氧葡萄糖（18F-FDG），由于肿瘤细胞中的代谢过程更强烈，这样可以加强标记这些细胞（在某些情况下，也能加强标记炎症区域）。用C^{13}（碳的重同位素）标记的糖分子的体外实验表明，保存在含DDW的生长培养基中的细胞增加了葡萄糖摄取，多摄取了15%～20%的糖。尚未有研究证实饮用DDW的患者肿瘤区域标记是否会加强，但一些常规检查已经表明在PET/CT扫描前几天饮用DDW可以增加检查的灵敏度。据推测，饮用DDW会导致受刺激细胞的糖摄取量增加，使原本无法追踪的细胞群变得可见。因此，增加PET/CT扫描的灵敏度可以发现未使用DDW刺激前可能无法检测到的转移现象。

低氘水可能影响肿瘤标志物水平

检测成本更低、操作方法更简单和检测频率增加是肿瘤标志物检测方法优于影像学检测的优势。另一个优点是肿瘤标志物水平的变化指示了某个时间点的疾病进展，这是成像测试不能检测到的。肿瘤坏死和饮用低氘水伴随的炎症反应都会暂时增加肿瘤标志物值。因此，不建议在开始饮用DDW后或增加DdU后不久进行肿瘤标志物检测，而应在2～3个月后进行。

但是，在某些情况下，肿瘤标志物的诊断价值有限，因此，可以理解的是，在有明确的组织学记录的情况下，不会太依靠此类标志物。然而，就患者的长期随访而言，即使肿瘤标志物检测对诊断并不那么重要，依然会有其适用价值。其用处主要在于揭示肿瘤的存在和肿瘤标志物水平之间是否有关联。假设所有癌症患者的肿瘤标志物水平都没有超过正常范围，只有在第一次检查时（在手术切除肿瘤并对患者进行常规治疗之前）确定了肿瘤标志物水平，才能回答上述问题。如果没有及时完成测试，那么几个月后肿瘤标志物水平是否会转为正常就不确定了。如果正常了，这可能意味着疾病没有恶化。但也可能表明癌症正在恶化，但未达到肿瘤标志物的检测水平。

低氘水可能会延长恶性肿瘤患者的预期寿命，并可能让很大一部分病例完全康复。因此，有必要对患者进行长期随访。当然，这需要间歇进行CT、MRI或PET/CT检查。同时，监测肿瘤标志物水平（一旦其诊断价值有说服力）为监测患者和确定低氘水治疗剂量提供影像依据。

氘浓度的准确定义与剂量原理

DDW的作用方式和剂量原则与常规疗法中大不相同。众所周知，化疗药物的剂量是基于体重和体表面积来应用的，也可以根据患者对治疗的反应而改变剂量。然而，化疗药物给药总的指导原则是，应按照国际公认的方案使用恒定量的细胞抑制剂。

另外，DDW的氘浓度将在治疗过程中变化，以保持氘水平的持续变化。这种变化应达到有效治疗所需的氘水平，并应尽可能长时间维持。如果无法再降低氘水平，则应转变计划，将氘浓度保持在尽可能低的值。

患者体内氘浓度可能在开始饮用DDW后的一段时间内出现最大幅度的降低。随着体内氘浓度在应用DDW期间的降低，相同的每日剂量产生的氘水平降低幅度越来越小。为了确保每日氘浓度降低，在一段时间（1～2个月）后，建议使用比以前低10～20 ppm（最好是20 ppm）的DDW浓度继续治疗。这样会重新建立患者低氘水的浓度梯度。在理想情况下，可以每天调整DDW的氘浓度，但经验表明，每隔几周一次，或每2～3个月调整一次或减少一次便已足够。因此，即使患者体内的氘浓度在此期间显著下降，也可以维持DDW和体液氘浓度之间的浓度梯度。

初始DDW的剂量确定后，要注意跟踪和分析肿瘤患者体内的变化。DDW的作用结果在短时间内可检测到，并且在绝大多数情况下，DDW可引起快速、显著的反应。主要表现为肿瘤快速坏死，继而身体产生复杂的反应。坏死区域可能会发生炎症，这种炎性反应是细胞坏死的反应，这可能会给整个身体带来压力，其原因是组织结构重塑了。坏死可能导致组织碎片从肿瘤脱落，受影响区域的组织结构（结肠、膀胱、肺等）需要重新生长。应用低氘水的一个最重要原则是不得人为加速治愈过程。考虑到这一点，我们会仔细给出低氘水的各种饮用建议。

第七章

从诊断前到肿瘤治疗开始期间的低氘水应用

 诊断前的指示性体征

在肿瘤学中很典型的一点是，只有少数肿瘤在一夜之间能完全确定地显现出来。通常来说，肿瘤需要4～5年才能达到引起明显症状的大小，此时，患者才意识到身体出了问题。这其实是治疗中最关键的阶段，因为如果处理得好，患者的存活概率可能会显著提高。遗憾的是，患者和医生常因经验不足等原因而错过最佳治疗期。

当出现异常症状，如虚弱、体重迅速下降、持续咳嗽、血便、肿块、吞咽困难、尿频、复视或其他症状时，患者应尽快就医，并请求进行全面检查。

癌症不存在什么自发疗愈。明显的肿瘤生长后突然从体内消失非常罕见，一万例患者中可能只有一例才有如此幸运。不能指望症状会自然消失，也不要想靠自己解决问题，而不去咨询专家。大多数错误的决定都是在疾病早期做出的，随后带来严重的后果。

一种典型的情况是，患者已经意识到有问题，但推迟就医。如果患者有血便，他们会说是痔疮，于是很可能会推迟就医。他们可能会把持续咳嗽归因于流行性感冒，或者工作多、压力大。患者会找借口推迟去医院检查这些症状发生的缘由，这种拖延本身就足以让疾病进展到更糟糕的阶段才被诊断出来。因此，治疗选择也会更加有限。治疗的一个关键问题是患者在诊断时是否符合手术条件。如果患者就医太晚，这意味着其可能失去手术切除肿瘤的机会。这样，患者也就失去了无癌生存的机会。

反之亦然，患者感到精力不济，出现症状并去看医生，但症状的真正原因仍然未知。在这种情况下，患者应稍后再去看医生，再通过影像等手段检出肿瘤。遗憾的是，患者很少参加复检，再次导致诊断延迟，以致很晚才开始治疗。

最糟糕的后果之一是虽然发现了肿块，但被诊断为良性病变，并且没有采取相关治疗。建立肿瘤学诊断的基本规则是需要病理学来确定病变的性质，这意味着必须从肿瘤中提取肿瘤组织。若为乳腺和前列腺肿瘤，常规操作是活检。在活检过程中，用细针穿刺肿瘤，从中提取组织细胞。通过在显微镜下检查样本，病理学家可以确定是否存在恶性肿瘤细胞。如果未见肿瘤细胞，则可能指示两种情况：肿块中没有肿瘤细胞，或者采集样本位置不对。大家都喜欢阴性结果，认为危险已经过去，但这种缓解只是暂时的，因为随着时间的推移，症状可能会变得更加严重，最终确诊（尽管为时已晚）。

老年男性中PSA水平增加非常典型，PSA是前列腺癌的肿瘤标志物。在这些病例中，常见情况是，即使进行了几次活检，也没有在取得的样本中发现肿瘤细胞，因此不予治疗。

 ## 诊断检测的困难

建立诊断需要进行几项检查，大多数情况下这些检查是为了确认癌症的存在。然而，检查中出现的以下一些不确定的结果可能会推迟相关治疗。

（1）肿瘤存在于局部，但不能断定是原发肿瘤还是转移瘤。

（2）成像测试清晰地显示未知性质的结构。

（3）肿瘤位于活检难以或无法触及位置。

（4）高肿瘤标志物水平表明存在肿瘤，但无法定位。

（5）可以明确活检样本中有肿瘤细胞，但不能确定肿瘤的来源和组织学结果。

（6）病理检查的结果令人困惑，病理学家无法确定样本中是否含有肿瘤细胞。

在这种情况下，患者需要接受几项额外的检查（体检、成像测试、验血）以获得准确的诊断，这意味着会进一步推迟常规治疗。每个人的首要目标都是确保患者康复的概率和预后尽可能好。要实现这一点，诊断必须正确，以确保患者接受最合适的治疗。鉴于癌症的复杂性，需要几位专业人士一起对患者的病情提出意见，才能提高患者的生存概率。遗憾的是，复杂的疾病也意味着专家们经常会得出相互矛盾的结论。减少不确定性的一种方法是从其他专家那里寻求进一步的意见，但当这种多方位地获取治疗意见成为开始治疗的障碍时，这个问诊过程中存在一个最佳节点。我们不得不面对这样一个事实，很少能给出绝对答案，还存在正反两面意见，但仍必须做出决定。

 ## 当有理由怀疑是癌症，但尚未诊断和治疗时，在疑似病例中应用低氘水

在不能确定肿瘤是否为恶性或者症状是否由其他原因引起的诊断期，建议患者按照 P/D（确诊前）方案饮用 DDW。在这种情

况下，DDW可以在常规治疗开始前抑制肿瘤生长并诱导肿瘤细胞死亡，大大有利于随后的常规治疗的成功。根据过去几年的经验，可以有把握地说，饮用DDW（25 ~ 125 ppm）没有有害影响。（然而，这并不意味着治疗一开始就使用25 ppm或45 ppm氘浓度的DDW。）这些结果保证DDW可以安全使用，不用担心饮用过程中会产生毒性作用。更重要的是，没有病例表明DDW会刺激肿瘤生长。

DDW的安全性和有效性都经过了验证。因此，在做出准确诊断之前，建议的氘浓度为105 ppm或85 ppm。但必须考虑到，饮用DDW可能会影响某些检查，如前所述。

幸运的话，在饮用DDW（105 ppm）或DDW（85 ppm）的4个月期结束时，症状不再出现，无须进一步检查。但是，重要的是要意识到症状消失可能有几个原因：

（1）即使不饮用DDW（105 ppm）或DDW（85 ppm），这些病症也会消失。

（2）问题的根本原因与癌症无关，然而饮用DDW后症状消失了。

（3）癌症是这些症状的根本致因。在这种情况下，在症状消失前还没有确定该疾病，应对患者进行定期检查。

如果检查确实证实了肿瘤的存在，使用P/D方案也就意味着在作出明确诊断前已开始肿瘤治疗。

确立诊断结果并将诊断结果告知给患者

在肿瘤确诊前，患者会去不同的诊所接受不同的检查通常已有好几周甚至几个月了。漫长的等待、收到的结果、不确定性以及对未来的疑虑，对患者和家属都是一种巨大的负担。在这个漫长的过程结束时，患者会收到一份简短的书面说明，或者（更幸运的话）医生直接告知已确诊癌症类型以及肿瘤所处的阶段。这两条信息为医生判断患者治愈肿瘤提供了可靠的依据。

特定肿瘤类型的存活率统计数据基于数十万患者的数据和数十年的观察。医生可以依靠这些统计数据对患者作出预后分析。如果预后良好，会带给患者力量和信念，他们乐于接受鼓励。但如果预后不佳，只会加深他们的绝望感。癌症统计分析的主要缺点（在其他情况下也是如此）在于它会将结果引向极端，很难看清楚真实情况。对于癌症，无论是患者还是医生都不知道预期寿命的时间下限或上限。虽然最常见的结果是在上下限两个极端值之间的值，但它们之间可能有高达10倍的差异。

就医患沟通而言，给出积极的治疗预后很重要，但同样需要强调的是，不合理、过度的乐观也会产生不良问题。在及时发现并切除肿瘤后，医生经常向患者保证，他们已经完全治愈，没有必要进一步治疗，余生也不会受到疾病的困扰。手术后常听到的意见是，肿瘤已完全切除，但多年后肿瘤仍会复发。

在手术成功并切除肿瘤和一些完好组织后，告知患者让他们认为自己已经完全治愈，可能是一种误导。声称已及时发现肿瘤也是一种误导。当然，上述情况与治愈的概率也并非完全无关。然而，现实情况是，肿瘤可能在早期或晚期发现，但永远不会及时发现。

恶性肿瘤的特征在于细胞或细胞群的分离能力。肿瘤细胞可能会进入淋巴和血液，并传播到身体的各个部位。甚至在确诊癌症之前，肿瘤细胞可能已经从原发性肿瘤中转移出来。幸运的是（部分归功于免疫系统），这些迁移细胞的很大一部分永远无法附着在周围组织形成新的肿瘤。癌症在手术成功后经常复发的原因是，这些细胞摆脱了免疫系统的控制，而在体内循环。因此，尽管手术成功后有理由保持乐观，但遗憾的是，还不能说所有肿瘤细胞都已从患者体内移除。

在成功手术后的术后护理中辅助使用低氘水疗法，可以充分应对这一挑战，并可以极大地帮助防止肿瘤的复发。

当然，许多因素都有助于治疗的成功。积极和乐观的心态发挥着重要的作用，因此需要不断加强。将低氘水纳入治疗方案提供了可以更为乐观地监测患者病情的机会。将低氘水添加到治疗工具包中，可为保持乐观心情提供充分的理由。

在第十四章《关于确定剂量的建议》中，我们将根据病情、癌症阶段和所用的常规治疗详细讨论DDW的使用。

 ## 诊断后规划治疗

如今，由一个跨学科小组共同决定患者的治疗。医生们将持续审查从肿瘤治疗中获得的经验，并就国际公认的治疗方案的使用作出决定。肿瘤学学科有理由为取得的成果感到骄傲。然而，这些成果却被一个事实掩盖了——尽管投入了所有的努力、思考、知识、经验和财政投资，癌症每年仍然会造成880万人死亡。这就提出了一个问题：医生们是在充分探索治愈的可能性，还是仅仅在使用制药行业提供的工具包。举一个典型的例子，当一名患者向医生询问饮食限制时，得到的回答是可以吃任何令人愉快的东西。考虑到肿瘤细胞的新陈代谢，一个负责任的专业人士绝对不应该给出这样的建议。医生至少可以建议限制碳水化合物的摄入。

全球癌症致死统计数据令人触目惊心，仅这一项就引出了是否正确应对了这一全球挑战的问题。

　　低氘水可以分两个阶段纳入治疗方案中。目前，我们正处于第一阶段，尽管临床前，前瞻性和回顾性人类临床经验明确证实了低氘水的抗癌作用，但DDW的抗癌作用仅在兽医领域得到认可。在这一阶段，肿瘤学学科尚无法证明DDW可以增加患者的生存的益处。当其抗癌效果在临床治疗领域得到认可时，就可以开始第二阶段。这时，DDW不仅是一种注册的活性物质，而且可用作制订治疗计划时专用药物了。我们有望很快过渡到这一时期。在此之前，我们将继续在专业论坛上发表科学论文和传授科学知识，为未来提供坚实的基础。

　　得益于过去几十年的广泛研究，治愈癌症的治疗选择有很多。尽管治疗选择丰富，但大多数患者一般采用以下方法和组合进行治疗：手术、化疗、放疗、激素治疗和免疫治疗。基于现有的科学和临床证据，低氘水应用有望产生突破，未来我们将重新定义治疗方案。然而，需要注意的是，如果将DDW纳入当前的治疗方案中，而不是单独使用，肿瘤治疗的有效性可以显著提高。

　　编写本书的一个主要目标是收集并汇总科学知识和指导原则，以帮助医疗保健专业人员（主要是肿瘤学家）基于可靠的科学发现考虑将低氘水作为常规治疗方案的补充。

　　本书描述了低氘水如何提高手术、化疗、放疗和激素治疗的有效性，以及常规治疗对DDW有效性的提高程度（目前暂无关于DDW和免疫疗法之间相互作用的数据）。

　　有几个因素和不确定性可能使患者的治疗计划变得困难（即使存在比较完善的方案）。以下列出一些在整个治疗期间应考虑的主要标准：

　　（1）如果是边界清晰的小型乳腺肿瘤，只有在手术过程中才清楚必须扩大手术区域。这个决定取决于前哨淋巴结的检查结果。

（2）肿瘤的病理学检查决定了治疗应采用哪种药物（例如，考虑激素状态）。

（3）通常在手术后几周，病理学检查的结果有助于判断外科医生是否成功地切除了肿瘤及其周围的完好组织。如果没有，则有必要再次手术切除更多完好组织。

（4）另一个困难来自外科医生是基于成像测试来规划手术的。然而，在手术探查过程中发现他们面临着与预期不同的情况。一种可能的结果是手术完成，伤口闭合但未切除肿瘤，或者需要比预期更复杂的手术。

（5）在非常危急的情况下，外科医生必须当场决定是否有必要切除更大面积的组织，并选择一种更极端的会极大地影响患者的生活质量的方法。例如一例直肠癌患者，在手术过程中明确是否需要造口或保留肛门。

（6）不能手术的肿瘤可能需要预先采用放疗和（或）化疗。虽然有几种化学疗法，但不能绝对肯定地预测选择的药物是否有效。患者如何忍受严重的不良反应也有很多不确定性。

（7）在治疗过程中，可能会出现一些并发症，导致偏离最初的治疗计划。在化疗期间，血常规经常恶化到不得不中断治疗的程度，而在放疗期间，由于照射区域受到的严重皮肤刺激，治疗也可能不得不中断。

使用低氘水可以显著减少常规治疗的不良反应并提高其耐受性。在整个治疗期间，监测并分析结果，以发现变化和不可预见的事件，如有必要，调整治疗以适应这些变化。在应用DDW的整个过程中，应持续执行此类监测。建议让低氘水使用与常规治疗协调一致，如果治疗方案发生改变，DDW剂量也可能需要改变。此外，建议监测患者病情的变化，根据对照试验的结果调整DDW剂量，并在长期使用特定DDW浓度后改变氘浓度，或中断饮用DDW。还应注意中断饮用DDW的时间长度，这些方面将在后面章节中展开详细讨论。

第八章　除常规肿瘤疗法外，还可使用低氘水

目前发现了基于氘与氢比例变化的细胞亚分子调节机制，这一方法为更有效地治疗患者提供了新的可能性。然而这并不意味着应该放弃当前的治疗方法，因为低氘水方法与常规治疗方法适当结合才能在治疗中发挥最大效力。将肿瘤手术与亚分子医学工具同步需要相当长的时间，并且在未来可能会发生很大变化。目前，我们可以依靠该领域的主要参与者之一——HYD LLC for Cancer Research and Drug Development来获得知识、结果及临床经验。本书下一部分描述了作为补充疗法的低氘水及其与常规疗法的最佳组合。其中讨论了将四种最常见的常规疗法（手术、化疗、激素疗法、放疗）与低氘水相结合的可能性，提出了有关如何将DDW纳入治疗方案，以及如何合理安排时间的建议。

 ## 低氘水和常规疗法的使用时机不同

合理地同步采用DDW方法与常规疗法，可以获得好的疗效。然而在某些情况下，DDW不能与常规治疗同时进行，例如在下列情况下：

（1）尚未开始常规治疗。

（2）患者不同意治疗。

（3）已尝试所有的常规治疗方案。

（4）治疗已经完成。

常规治疗前使用低氘水

慢性淋巴细胞白血病

慢性淋巴细胞白血病（CLL）是一种进展缓慢的疾病，主要发生在老年人中。这种疾病的症状包括白细胞计数升高超过10 000和淋巴结肿大。对于此类造血系统疾病，根据治疗方案，确诊后并不需要开始药物治疗。相反，在确诊后尽可能地延迟化疗开始时间是保障患者存活的最佳方法。因此，若无其他禁忌证，建议等到白细胞计数达到正常水平的十倍（即100 000）后再开始化疗。

一名41岁男性于2006年2月确诊CLL。除白细胞计数升高至16 000外，还观察到患者颈部淋巴结明显增大，脾脏是正常大小的两倍，并且超声波扫描显示腹部有一个9 cm大的淋巴结肿块。该患者在确诊后立即开始饮用DDW。3个月后，白细胞计数降至10 000以下（正常范围内），淋巴结大小也出现有利的变化。患者最初不间断地饮用DDW超过3年，在此期间，脾脏大小恢复到正常水平。腹部淋巴结肿块分解成更小的淋巴结，肿大的颈部淋巴结几乎完全退化。随后，在DDW治疗中断时检测到轻微进展。但这种轻微进展同样可以通过DDW治疗逆转。在过去13年中，患者在首次治疗后共接受了12次DDW治疗（每次间隔数月）。直到今天，患者仍然无须接受化疗。

该病例显示DDW摄入与淋巴结大小减小之间存在明显的关联，并且DDW治疗中断和随后疾病进展之间也存在明显关联，因此可证明DDW的抗癌功效。对于CLL患者，使用DDW可推迟常规治疗的开始时间，甚至可能没有必要采用此类常规治疗。

患者尚未同意治疗方案中规定的常规治疗
前列腺癌

一名68岁男性于2009年10月下旬确诊罹患前列腺癌，PSA水平升高（8.7 ng/mL）。根据最新诊断结果，患者因前列腺癌导致阳痿，并因此未接受激素疗法。其在确诊后一个月开始饮用DDW，一个月内PSA水平降至6.3 ng/mL。随后，2010年1月检测为5.28 ng/mL，2010年3月检测为5.15 ng/mL。在第一阶段，患者连续饮用DDW 9个月。在此期间，PSA水平在5.0～8.0的范围内波动。停止DDW治疗之前的PSA水平为4.68 ng/mL。治疗中断2个月后，患者于2010年11月开始了新的DDW疗程。在恢复饮用DDW后，患者重复了疗程（每个疗程持续4～5个月），PSA水平最终稳定在4～5 ng/mL。2010年夏，患者在洗了几天温泉浴后检测PSA已达峰值。在此之后，PSA水平上升至24 ng/mL，但在两个月内又再次下降到5 ng/mL（见图8-1）。2013年10月，此前1 cm大的肿瘤无法再通过影像学检查检测出来。在接下来的4年中，患者在每次DDW疗程（持续3～4个月）之间间隔5～6个月。由于PSA水平低且稳定，患者中断DDW治疗长达11个月。9个月后PSA水平升高，表明长时间中断DDW治疗对肿瘤细胞有利。在最初确诊9年后也是肿瘤无法再检测到的6年后，磁共振扫描又检测到了前列腺肿瘤。患者重新开始接受DDW治疗。在撰写本书时，患者无任何症状或不适。图8-1显示了患者PSA水平的变化。PSA水平的唯一峰值（超20 ng/mL）是在患者洗了几天温泉浴后检测到的（第六章的"组织学取样的困境"一节中也描述了该病例）。

经验表明，在适当时机使用和中断DDW治疗有助于维持疾病

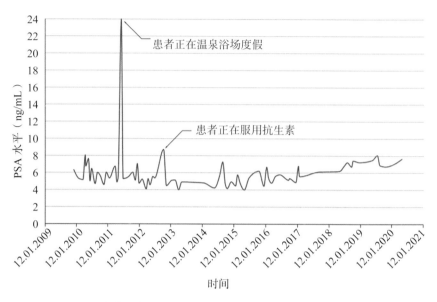

图8-1 确诊为前列腺癌且未接受常规治疗的患者PSA水平的变化

不恶化，确保患者维持良好的生活质量。然而，很难制订在所有情况下均有效的通用规则。有时，即使短时间中断治疗也会使肿瘤恶化，而有时，即使在中断DDW治疗多年后，患者仍处于缓解期。其中一条指导原则为计划表（使用和中断DDW治疗的时间安排）是否有效。该计划表应妥善保存，只有经深思熟虑后才可修改。针对不同病况制订的剂量方案可以为这种修改提供一些参考。

乳腺癌

一名49岁女性患者于1995年12月确诊乳腺癌。患者不同意接受常规治疗。其于1996年2月开始饮用DDW。几个月后，肿瘤开始从乳头消退。在7个月内，肿瘤由原来的20×30 mm缩小到20×23 mm。到1998年2月，肿瘤直径减少到10 mm并经常渗出液体。2001年，肿瘤移近皮肤表面，触感柔软。（此时为最佳手术时机。然而患者一再拒绝接受手术。）截至2003年，该患者仅饮用

DDW，然后在接下来的四年中显著减少了每日DDW摄入量。其报告称两年内体重减轻了10 kg。2007年末，患者报告出现持续性咳嗽，然而肿瘤大小未出现变化。患者最终于2008年春天去世，这是其确诊乳腺癌的第12年。患者极有可能出现了远端转移。然而，由于其并未接受定期检查，我们没有其任何与肿瘤转移相关的信息。

另一名患者于2002年确诊乳腺癌。患者拒绝了医生提供的治疗方案，并开始使用低氘水。在最初几年里，她仅定期使用DDW治疗。检测到肿瘤减小，并且肿瘤开始从乳头消退（这是明显的消退迹象）。但几年之后（即确诊后第8年），由于不规律地饮用DDW，患者出现病情恶化。患者在一年后接受了激素疗法，并开始再次饮用DDW。肿瘤直径在短短几个月内由33 mm缩小到28 mm。尽管接受了常规治疗，但仅维持一年就出现了疾病恶化。最后一条患者相关信息在确诊后11年收到，此时患者的肿瘤已出现远端转移。

以上两个示例表明DDW具有抗癌功效，但也是一个警告信号，即患者不应拒绝医生建议的手术，即使是因肿瘤过大而必须进行的乳房切除术。低氘水有助于实现肿瘤明显消退，帮助控制疾病。

停止饮用DDW或不规律地饮用DDW会导致肿瘤细胞持续性分裂，肿瘤开始再次生长。如果患者在手术后立即开始饮用DDW，可能会获得比上述疗效更好的结果。遵循方案的患者案例证明了上述观点。

肺癌

一名76岁女性于2016年3月确诊为肺癌。患者接受了胸腔穿刺术，从肺部排出1.7 L液体。患者拒绝接受化疗，并在确诊后1周决定使用低氘水。2周后，从肺部排出1.5 L液体，再2周后又排出1 L。2个月后排出1.2 L液体，但半年后仅排出0.4 L液体。从2016

年10月到撰写本书时（2020年），未接受进一步的胸腔穿刺术。患者持续性咳嗽停止。在发现肿瘤3年后，患者精力富足，总体状况良好。2018年4月的CT扫描显示右侧无肿瘤，与2017年7月的CT扫描结果完全不同。

　　肺癌患者的常规治疗选择有限。这些疗法的有效性也低于乳腺癌治疗中所用的疗法。然而，在300名使用低氘水的肺癌患者中，所计算出的中位生存时间（MST）是接受常规治疗患者的6倍（48个月）。我们认为如此好的疗效是因DDW和常规治疗相结合所致。

常规治疗方案已用尽

胃癌

　　一名63岁男性患者于2016年1月确诊胃肿瘤。接受常规治疗后，4月份的CT扫描证实了肿瘤有所消退。随后，患者疾病恶化，出现深色大便。10月份的后续检查显示，肿瘤占据了整个胃部，并在肝脏中发现了转移癌。该患者于8月下旬开始饮用DDW。在第1个月结束时，他出现极度疲劳和流鼻血症状。饮用DDW 2个月后，正常颜色的粪便中出现黄白色黏液斑。患者食物摄入量增加，两个月内体重增加10 kg。4个月后，不再检测到肝转移癌。此外，还观察到胃肿瘤缩小。疼痛及其他症状消失。随后，患者停止使用DDW，病情开始迅速恶化。患者随即重新使用DDW，症状出现减轻，但患者在2个月后（即2017年7月）死亡。

肝癌

　　一名男性患者于1985年确诊患有来源于肝脏结缔组织的恶性肿瘤。在患者接受DDW治疗前的9年里，接受了多次手术来缩小肿瘤，并通过血管手术来阻止血液流向肿瘤。1994年5月，由于肿瘤导致的胃出血，针对患者进行了胃部分切除术，并通过手术将肠与胃相连。患者因低血糖反复发作而出现梗阻性黄疸和意识丧失，并因其病情急剧恶化且胆红素水平极高而于1994年10月入院。11月的超声波扫描检测到患者有一个17×21 mm的肿瘤。饮用DDW后，患者食欲恢复正常、体重增加3～5 kg并能够再次行走。随后于11月下旬出院。患者黄疸明显改善，升高的酶水平出现下降。1995年2月，超声波扫描证实肿瘤缩小到16×14 mm。接受DDW治疗1年后，几乎检测不到黄疸。患者粪便颜色从陶土色恢复到正常色，证明胆汁正常流动。11月底和12月初，患者病情出现明显的恶化，发生尿路梗阻。该患者当时无法再接受DDW治疗，并于1995年12月死亡。患者的病情自1994年11月开始出现显著改善，但仅维持了1年，这种改善可归功于饮用DDW（因患者在此期间未接受其他治疗）。

经验表明，在饮用DDW时，患者至少要有2～3个月的预期寿命以便低氘水生效（这并不意味着疾病能完全康复）。此阶段的治疗选择非常有限，DDW只能作为最后手段。但随着知识和经验的增长，我们完全有希望、有能力逆转恶性进程，即使患者处于疾病晚期（如兽医领域的病例所示）。此类病例将在第十四章的"特别建议"一节中详细讨论。

完成常规治疗

常规治疗用于确保在特定癌症和阶段中实现无癌状态。患者接受常规治疗之后将迎来一段被动等待时间，希望后续检查不会观察到癌症复发。使用低氘水作为后期护理可作为一种无癌状态的维持手段，最终实现完全康复。

这组患者的研究结果在第三章的"使用低氘水可以防止疾病复发"中介绍过。

手术与低氘水疗法的结合使用

成功治疗癌症的关键之一是手术切除肿瘤。但只有少数肿瘤病例在诊断时被归类为可手术的情况。在某些情况下，肿瘤可能因后续的放疗、化疗和（或）激素治疗而满足手术要求。手术的主要目标是切除肿瘤及其转移瘤，这是患者摆脱癌症的唯一途径。如果仅能切除三分之一的肿瘤，那么患者将在承担手术压力和风险的同时，其生存机会并未得到改善。只有在出现肠梗阻等其他危及生命的情况下，这种外科手术才视为合理。

低氘水的术前应用

二十多年的兽医经验表明，手术前饮用DDW可以提高可手术性。对于最近诊断的可手术癌症，建议在手术前至少2～3周开始使用低氘水。在使用DDW时，可选择推迟等待进行的手术。

接受低氘水治疗后，肿瘤细胞开始在肿瘤内部和肿瘤周围坏死，使肿瘤在几周内更具移动性。其原因在于浸润周围组织的肿瘤组织因肿瘤细胞的坏死而死亡和消退。在手术前几周饮用DDW可以缩小肿瘤，并且炎症可在此期间减轻甚至消除。使用DDW治疗可以促进受肿瘤影响的组织和健康组织的分离，有助于手术取得成功。

反对推迟手术的一个原因在于，尽快切除肿瘤可以提高患者的生存概率。然而，检测到的肿瘤可能已经在患者体内生长了长达4～5年（208～260周），因此将手术延迟2～3周只是将肿瘤在体内的存在时间延长了1%。

选择手术的最佳时间

当肿瘤对机体损伤最小、安全性最高、同时保持周围组织完整的情况下被切除时，即为最佳手术时机。如患者饮用DDW，可能会缩小肿瘤。这也引发了一个有关手术应何时进行的问题，理想的手术进行条件可能在饮用低氘水几周后出现。

选择理想的手术时机对于老年患者来说至关重要。除肿瘤大小外的另一个重要因素是患者之前是否患有慢性疾病，以及是否接受过治疗。如果手术风险过高并且低氘水有助于肿瘤消退，那么可选择推迟手术。

饮用给定浓度水平的DDW时，不建议推迟手术超过2～3个月。但如果使用的DDW氘浓度在降低的情况下肿瘤继续消退的话，那么可以考虑推迟手术。

如果患者的疾病在早期得到确诊，并且仍有充足的时间饮用DDW，则推荐氘浓度为105 ppm或85 ppm（C/C/Op方案）。

对于可手术肿瘤，饮用浓度为105 ppm或85 ppm的DDW几周可能使周围组织中肿瘤浸润减少或消失。肿瘤变得可移动，在手术过程中更容易定位，使切除肿瘤的同时保持周围组织完整的概率增加。在氘浓度为85～105 ppm时，是否推迟手术这一决定还受到患者年龄、手术前剩余时间、肿瘤病理学和肿瘤大小的影响。对于位置明确且预后良好的肿瘤患者可以不间断地饮用浓度为105 ppm的DDW。如果患者确诊患有预后不良且可手术性不确定的侵袭性癌症，建议以较低的氘浓度（85 ppm）开始DDW治疗。

头颈癌

由于潜在的切除需要和对患者的生活质量的影响，头颈癌成为严重的癌症之一。这里引用一个患者示例，该患者确诊舌癌并在1992年之前接受了2次手术。第3次手术日期也已确定，患者于1992年12月开始饮用DDW。4个月后，手术因肿瘤消退而推迟。在后来的活检样本中未检测到肿瘤细胞，证明该决定完全正确。

膀胱癌

一名患者因为膀胱癌接受了数次手术。然而，反复手术后疾病仍复发。随后，该患者在即将进行的手术前饮用了DDW。此次手术过程中，肿瘤很轻易地从膀胱内层被分离了出来。由于术前饮用了DDW，此次手术后肿瘤没有复发（此后肿瘤也未曾复发）。

乳腺癌

在许多病例中，饮用DDW可以减小乳腺癌患者的肿瘤尺寸，并提高患者肿瘤的可手术性。

在另一个病例中，为提高可手术性，患者在术前接受了赫赛汀治疗。DDW与赫赛汀联用可促使肿瘤完全消退，术后病理检查证实了这一点。在手术切除的组织中未发现肿瘤细胞。

低氘水的术后应用

对于一小部分患者，可以在未经预处理的情况下进行手术。对于未经预处理就接受手术的患者，根据手术部位的外观、病理学检查和分子生物学检验结果，肿瘤专家团队可以决定是否需要术后治疗。如果术后治疗方案为化疗、放疗或激素治疗，那么无须术后治疗可能是合理的。上述治疗可能会产生不良反应，并且这种疾病复发的可能性极小。相反，术后使用低氘水没有任何负面影响，并可能有助于降低肿瘤复发风险。在所有情况下（即使当前方案未作要求），建议在手术后遵循C/R/1方案。

如前所述，在长达4～5年的癌症形成期间，肿瘤细胞脱离原发肿瘤并通过血流或淋巴转移到身体远端。因此即使手术成功，肿瘤也可能再次出现，疾病也可能复发。饮用DDW可以显著降低复发风险。

 ## 低氘水与化疗的联合应用

在过去几十年中，在药物开发的影响下，主要的化疗方法不断进步。20世纪70年代和80年代，在遗传学取得进展之前，分子生物学通过在细胞培养和动物试验检测成千上万的分子来寻找具有抗癌作用的分子，以用于医疗。虽然取得了一些成功（直到今天，许多此类产品仍用于肿瘤治疗），但很明显这些方法无法解决癌症患者的治疗问题。大多数化疗确实会产生严重的不良反应，癌症进程在获得暂时改善后，仍有很大一部分患者死于癌症。

遗传学和分子生物学研究的成果以及靶向药物的投入使用为癌症治疗带来了希望。人们也对正在进行的研发有了更多的认识。从关键蛋白质结构出发设计的小分子靶向药物，显著降低了药物的毒性。

在过去近30年中，使用低氘水的患者均使用上述两种研究成果进行治疗，因此治疗结果也是几种治疗的综合结果，治疗效果不能仅归因于低氘水。然而，随着我们的知识面扩宽，一些常规疗法可能将被排除。在许多情况下，这些被排除的疗法通常只有极小的疗效并伴有严重不良反应。

在化疗的基础上辅助使用低氘水的一般建议

在癌症治疗方面，开发了大量不同药理的靶向药物。我们的目的并非详细描述这些药物，而是描述有效组合化疗方案与低氘水的一般应用原则，遵循这些原则可实现最佳协同效应。

当然，所有肿瘤治疗的首要目标是破坏体内肿瘤细胞，但化疗和低氘水之间的作用机制存在显著且根本性的差异。因此，这两种治疗方法的结合必须基于对所述方法的透彻理解。其中一个根本区别在于化疗有严重的不良反应。患者只能接受一定次数的治疗，治疗期间通常会有中断。在最初几次治疗之前，无法评估治疗的有效性或不良反应。出于上述原因，化疗通常在医院进行。

而低氘水无论是临床前试验（细胞毒性试验，动物试验）还是几十年的低氘水饮用历史，均未显示任何非预期或有害的不良反应。由于饮用DDW无时间限制，这在肿瘤学领域开创了一个新局面并打开了新视角。支持该论据的案例是一名诊断肝脏中存在多个较大转移性黑色素瘤的患者的病例。在撰写本书时（2020年夏季），该患者已饮用DDW长达26年，总体健康状况良好。据我们所知，低氘水没有任何毒性。然而，暂无数据表明超低氘水水平（低于10 ppm）是否有不良影响。

作用机制的另一个差异为，化疗仅靶向单一过程，而DDW还可以重编程细胞代谢和遗传过程，改善线粒体功能，从而实现细胞能量平衡。在这些组合效应下，侵袭性肿瘤可能表现得不同。肿瘤细胞的病理可能与健康细胞相类似。（该问题在第六章的"组织学取样的困境"一节中也有所讨论）。

综上所述，低氘水可以提高化疗的疗效并减轻其毒性。该疗法可以保护造血器官，因此有助于保证常规治疗的进行。

化疗后低氘水的应用

将低氘水纳入常规治疗方案并不要求在诊断后立即使用DDW。如果通过化疗控制疾病，DDW可安排在治疗的后期阶段。相关案例包括儿童白血病（AML、ALL）、睾丸癌、霍奇金淋巴瘤和非霍奇金淋巴瘤。在这种情况下，常规治疗很有可能带来快速而显著的效果，甚至使肿瘤完全消退。在此情况下，应在治疗的最后阶段或在检查证实肿瘤消退时饮用低氘水。

此外，如果疾病预后良好，可以稍后使用低氘水（例如在手术后开始化疗作为辅助治疗）。此类情况包括在淋巴结未受到影响、激素状态呈阳性的情况下切除小于2 cm的乳房肿瘤或者在结肠癌早期进行手术。

常规肿瘤治疗可能使一些患者在宏观上呈现无癌状态（如影像学检查所示）。然而，常规肿瘤治疗存在一个缺陷，即患者的癌症复发概率很高。患者迟早会出现转移，此时，预期寿命会急剧下降。这表明，尽管常规治疗确实减少了肿瘤细胞的数量，但无法破坏所有肿瘤细胞。将DDW纳入肿瘤治疗方案可以延长无癌状态的时间并维持无癌状态。常规治疗结束时再将低氘水纳入治疗方案的好处在于，此时肿瘤细胞的数量最低。在此情况下，DDW可能有助于实现完全无癌状态。目前，暂无检测方法可以提供确凿的证据来证明宏观无癌患者中不会再检测到肿瘤细胞（即仍有可能发展为癌症）。相反，由于人体每天会产生数十亿个细胞，每个人都可能在任何时候患上癌症。因此，我们建议那些确诊癌症并通过治疗实现无癌状态的患者应根据C/R/1方案或C/R/2方案来饮用DDW。

化疗和低氘水的同时使用

在一些情况下，肿瘤治疗预期不能实现肿瘤完全消退，此时低氘水可以与其他治疗方法同时使用。然而，由于常规疗法会使验血结果恶化并削弱免疫系统，因此可能会削弱低氘水的有效性。如果因化疗导致呕吐和腹泻，或者患者接受正常氘水平水的摄入，低氘水的有效性可能会受到不利影响。DDW可以增强化疗的抗癌效果，如果同时使用化疗和低氘水，我们建议将增加DDW剂量这一步骤安排到化疗后阶段。在接受化疗时，105 ppm或85 ppm浓度的DDW就足以配合常规治疗并能减轻化疗的毒性作用（1/C/C/Chem方案）。

在化疗产生部分结果之后或之时开始饮用低氘水

在相当一部分病例中，尽管进行了化疗和低氘水治疗，仍然无法达到无癌状态。在此情况下，可以选择暂时停止治疗，等患者总体状况随着不良反应消失而出现改善时可以恢复治疗。另一种选择是继续使用对身体有害的其他化疗药物进行治疗。然而，也许未来会找不到其他有效的治疗方法。

在这种情况下，我们建议根据1/C/C/C/Chem方案应用DDW（从含85 ppm氘的DDW开始）。唯一的限制是浓度不能每2～3个月降低一次，而应每1～2个月降低一次。

 ## 低氘水疗法与激素疗法的联合使用

激素疗法主要用于妇科、乳腺和前列腺肿瘤。这种干预的疗效是基于血中循环性激素经常刺激肿瘤细胞增殖，因此降低了激素水平或阻断激素与肿瘤细胞结合可以显著抑制肿瘤细胞分裂，减缓肿瘤生长。激素疗法治疗乳腺癌、卵巢癌和前列腺癌具有显著疗效，这表现在这些患者群体预期寿命延长。这种治疗存在一个缺点，即常年使用激素拮抗剂药物会导致肿瘤内不再受激素制剂影响的细胞占优势，然后肿瘤会再次开始生长。该结果是基于患者连续多年接受激素治疗（即使处于缓解期）的事实。如果疾病再次恶化，医生会改用另一种具有类似作用机制的激素药物或化疗，但很少或没有明显疗效。在激素治疗的同时使用低氘水可以从根本上改变目前使用的方案。

低氘水疗法与激素疗法联合使用的一般指南

激素治疗和低氘水正确组合可以防止出现激素抵抗症状。治疗时间可能会增加数倍，但可使完全康复成为现实可行的目标。为达成这一目标，应遵循两个指南：① 利用低氘水与激素治疗相结合的协同效应；② 交替使用激素治疗和DDW（如患者处于缓解期，则推荐使用）。如果最近确诊患者的肿瘤标志物水平高且不可手术，建议同时使用两种治疗方法。如果幸运，低氘水和激素治疗联用有助于实现肿瘤缓解，之后可以改为交替使用两种治疗方法。当患者已成功接受手术或者因激素治疗而出现肿瘤明显消退时，建议交替进行这两种治疗方法。

在确定接受低氘水和激素治疗的理想剂量时，应考虑到任何制剂的使用时间都不应过长，以免患者产生耐药性，致治疗无反应。专业人士将所述的间歇疗法用于前列腺癌的治疗。在使用间歇疗法期间，当PSA水平较低时，暂时停止激素治疗。持续监测患者PSA水平，并且仅在PSA水平开始再次升高时重新引入激素拮抗剂药物（这将有效降低肿瘤标志物水平）。同时使用DDW可能会显著推迟下次激素治疗的时间，甚至使其变得不必要。几个月的DDW疗程（并按照正确时间表重复）可以将肿瘤标志物水平保持在恒定的低水平。

化疗和激素疗法之间的一个主要区别是，前者由于具有严重毒性作用只能提供有限的次数，而激素疗法可以持续数年。其原因在于激素疗法通过身体自然产生的分子和生理过程发挥作用，而化疗药物大多为非天然分子，其开发时主要侧重于获得较强的细胞毒性。

激素的疗效具有可逆性。它是通过降低激素水平抑制肿瘤生长的，但如果激素水平增加，肿瘤生长会加速。反复降低激素水平可以抑制肿瘤生长。只有当过程保持可逆时，低氘水疗法与激素疗法的结合才算成功。这意味着患者只能在必要时接受某种治疗（激素、DDW 或两者联用）。

低氘水前的激素治疗

与化疗类似，低氘水不应立即纳入激素治疗方案中。如果患者成功接受手术、处于无癌状态、肿瘤标志物水平低或者接近正常范围，那么建议在激素治疗开始后 2～3 个月后纳入 DDW 治疗。治疗时在遵守 C/R/1 方案的同时，应按照第八章中"低氘水疗法与激素疗法联合使用的一般指南"一节的描述联合使用低氘水。根据与化疗相似的考虑因素，延迟使用低氘水是合理的。如果已知激素疗法在治疗的初始阶段特别有效，则没有必要在此阶段探索 DDW 的潜力。低氘水应在单独接受激素治疗几个月后，或常规治疗不再产生进一步改善时才引入。在此情况下，DDW 可以对抗体内可能存在的少量肿瘤细胞，使得体内肿瘤细胞数量进一步减少。

低氘水疗法与激素疗法同时使用

在相当一部分的乳腺癌、卵巢癌和前列腺癌病例中，无法通过手术立即完全切除肿瘤。如果体内未发生远端转移，则可能在接受某一种疗法或激素疗法、化疗和放疗的组合后变成可手术切除。在这些情况下，由于需要各种手段来帮助实现可手术性，DDW 可与常规治疗同时使用。根据 C/C/Horm 方案，建议在这些情况下使用 DDW。

如果已发生远端转移并且无法进行手术治疗（例如发生骨转移的前列腺癌或乳腺癌患者），那么在最初几个月内，患者应只接受激素治疗。鉴于上述原因，DDW应纳入后续的治疗方案中（此时，低氘水可用于对抗更小的肿瘤）。

激素治疗开始后即饮用低氘水

激素疗法的其中一个特点是，只要疾病未出现进展，就可一直使用（甚至持续数年）。如果患者的病情在接受治疗后仍出现恶化，则表明体内的癌细胞已经对治疗产生了抗性。如前所述，如果缓解期患者暂停激素治疗，然后在此期间使用低氘水法，那么可以避免或推迟抗性期。如果患者在DDW治疗期间仍处于缓解状态，也可以按照C/C/Horm方案的建议于此后停用DDW。

一个常见误区是，当肿瘤标志物水平低时，肿瘤患者会停止饮用DDW，只有当肿瘤标志物水平再次开始上升时才恢复使用。实际上在中断几个月后，即使肿瘤标志物水平处于低范围内，也建议患者恢复DDW治疗。在长时间连续饮用DDW后（8～10个月），第一次中断时间不应超过2～3个月。如果肿瘤标志物数值允许，中断时间随后可以增加。

 低氘水疗法与放疗的同步使用

放疗很少作为一种独立的肿瘤治疗方法，通常作为复杂治疗方案的一部分。放疗可在手术前或手术后进行，也经常在化疗之前或之后使用。其用于提高患者的生存概率，或者（在癌症晚期）作为减轻辐射部位疼痛的姑息疗法。我们将对这些接受了综合疗法的病例进行详细讨论。

　　由于两种治疗具有协同效应，建议在放疗期间饮用低氘水。建议在放疗期间和放疗后4～5周饮用浓度为105 ppm的DDW。如果放疗已经持续5～6周并且患者已接受60 Gy的最大建议剂量，建议延长使用低氘水疗法（延长4～5周）。如果患者接受较短时间和较低剂量的放疗，那么DDW治疗的持续时间也可成比例地缩短。在患者后期治疗完成并达到无癌状态后，建议遵循C/C/Radther方案。

　　放疗和低氘水联用会使两种治疗方案的有效性倍增。局部放疗旨在破坏手术区域周围组织中的所有肿瘤细胞。这些肿瘤细胞可能在手术前或手术后从肿瘤上脱落，并转移到身体远端。在放疗期间和之后使用DDW可以大大提高手术部位周围区域真正实现无癌状态的概率，并且未受放疗影响的身体远端也将感受到低氘水的效果。低氘水的重复使用可以在治疗后数年对整个身体产生作用，抑制肿瘤细胞的生长。

低氘水疗法与常规治疗的协同使用

　　在大多数癌症病例中，单独使用常规治疗不可能达到无癌状态和完全康复。更常见和典型的情况表示，联合治疗更加有效。此外，不同疗法的组合只能暂时停止或减缓癌症进展。以下讨论一些潜在的治疗方案组合，包括DDW。

　　疾病分期可划分为三大组（如前所述）。选择治疗策略的一个决定性因素在于，是否有可能仅通过常规治疗达到无癌状态（一期）。在此情况下，DDW在治疗的第一阶段用于支持常规治疗。然而，在维持无癌状态的第二阶段治疗中，其起着关键作用。对于二期患者，肿瘤会影响周围组织，因此肿瘤可手术性并不确定，可能存在肿大的淋巴结。不确定是否可以通过常规治疗方法实现无癌状态；因此，低氘水可能有助于实现无癌目标。对于发生远端转移的三期患者，在DDW应用方面应分为以下两组：① 确诊时已为三期，② 治疗多年后进展为三期。有效治疗策略的一个关键因素是充分利用现有资源。确诊后选择使用DDW的患者应考虑将常规治疗作为主选方案。规划DDW的使用方式时，应以增强常规治疗的效果为目标。剂量增加只能在肿瘤消退或完全消退后进行。对于在接受大量治疗后考虑使用DDW的患者（此时通常是唯一可用的选择），应主要使用DDW。这意味着低氘水应从较高剂量开始，随后相对快速地降低氘浓度。

在手术后联合使用低氘水疗法与放疗

如果肿瘤手术成功且预后良好，可根据C/C/C/Radther方案使用低氘水疗法对放疗进行补充。

迄今为止的经验表明，根据C/C/Radther方案使用DDW并定期重复C/R/1方案（推荐用于缓解期患者）的患者可显著降低复发风险，并长期保持无癌状态。在此方面，参考了乳腺癌患者相关研究[65]。在48名缓解期患者中，只有1名患者在221年的累计随访期内死亡。

在手术前放疗期间和手术后使用低氘水方法

根据C/C/Radther方案，患者可以在接受放疗的同时（最好在放疗之前）开始饮用105 ppm DDW。在放疗期间和最后一次放疗后，应持续饮用浓度为105 ppm的DDW 2 ～ 5周（取决于放疗持续时间）。如果肿瘤不可手术，可饮用浓度为85 ppm的DDW，将低氘水治疗周期延长3～4周。

由于可能在治疗数周后才能观察到肿瘤体积的减小，因此放疗的有效性应在数周后进行评估。并且由于放疗后增加DDW的剂量（105～85 ppm）可能会导致肿瘤进一步消退，因此可能需要重新考虑手术的最佳时间。当手术对患者生活质量产生不利影响时，选择进行手术的最佳时间尤为重要。

直肠癌

一名患者确诊肛门括约肌附近直肠癌。在这种情况下，关键在于手术是否可以在不实施直肠切除的情况下进行。患者在术前放疗的同时开始饮用DDW。手术时未发现肿瘤。尽管如此，还是做了手术并切除了病变部位，但未造口。

乳腺癌

由于外科手术的发展，乳腺肿瘤切除通常在保留乳房的情况下进行。然而也有一些非典型病例，患者的乳房大小或位置导致乳房保留极为困难。联合使用低氘水疗法与常规治疗（放疗、化疗和靶向治疗）可能会提高实施保留乳房的手术概率。

脑瘤（非胶质母细胞瘤）

对于脑瘤来说，完整保留的每毫米脑组织都有着特殊意义。如果肿瘤在组织学上并非胶质母细胞瘤，建议使用105 ppm DDW联合放疗。放疗结束后2～5周，建议改用85 ppm DDW。如果肿瘤消退（且对手术的需求不急迫的情况下），建议进一步降低氘水平（分两个阶段：65 ppm和45 ppm DDW）直到进行外科手术。

在手术后联合使用低氘水疗法和常规治疗方法

如果手术或病理学检查提供的信息表明有必要进行化疗，则作为后期治疗的一部分，将化疗与放疗相结合。建议使用DDW来作为支持性疗法，但应充分利用增加 DDW 剂量的潜力，应留待以后开发。除了放疗以外，在整个化疗期间，也建议使用 105 ppm 的 DDW。在最后一次治疗前，可以考虑改用 85 ppm DDW。

如果通过手术切除胶质母细胞瘤，并且在遵守国际公认 Stupp 方案的同时继续对患者进行治疗，那么也可对上述建议进行修改。考虑到这种侵袭性疾病的不良预后和无进展期较短，建议即使在放疗期间也坚持饮用 85 ppm DDW。如果替莫唑胺与放疗联合使用，则应在最后一次放疗后 2～3 周内保持 85 ppm 浓度水平。在此之后，建议改用含 65 ppm 氘的 DDW，2～3 个月后再改用含 45 ppm 氘的 DDW，然后改用含 25 ppm 氘的 DDW。如果替莫唑胺在放疗后给药，不建议像通常建议的那样等到治疗结束后再减少 DDW 剂量，而是每 2～3 个月降低一次氘浓度。

联合使用低氘水疗法与术后化疗
手术成功后使用辅助化疗

根据所切除肿瘤的组织学和大小，治疗方案通常将化疗作为后期治疗方案。如前所述，其原因是当检测到疾病时，脱离原发肿瘤的肿瘤细胞已进入血液和淋巴并转移到身体远端。化疗作为一种辅助的术后治疗，旨在破坏扩散到身体远端的肿瘤细胞，从而防止未来转移瘤的形成。

由于手术切除的肿瘤很小（1～2 cm）并且未影响周围淋巴结，因此如果患者预后良好，那么该特定肿瘤可能对化疗反应良好。在此情况下，没有必要在化疗的同时使用低氘水。仅在最后两次治疗时或化疗结束时开始使用低氘水就足够。

低氘水和化疗的协同效应尚不完全清楚，但 DDW 已被证实可以减轻细胞抑制疗法的毒性效应。为优化治疗效益，在后期治疗中前半部分应侧重于化疗，目标在于显著减少血液中循环或附着的肿瘤细胞（将来可能形成转移瘤）数量。在最后一次化疗时或之后，将低氘水纳入治疗方案可能具有额外益处，能更有效地消除数量减少的肿瘤细胞。同时使用常规疗法和补充疗法可优化治疗效果，即低氘水可以通过未曾引入肿瘤细胞的活性物质将患者后期护理延长数月（参见：C/C/Chem 方案）。

低氘水可作为一种补充疗法用于结肠和直肠癌的治疗，具有良好的效果。兽医经验表明，接受直肠癌治疗的犬和猫对 Vetera-DDW-25 反应强烈（超过70%），50%以上能实现完全康复。在人类医学中，相当一部分患者成功接受了手术。化疗常被用作为了防止疾病复发而进行的术后治疗。然而，30%～40%的患者后来仍发展为远端转移（最常见的是影响肝脏）。在247名选择低氘水作为辅助治疗的结肠和直肠癌患者中，26名患者在缓解期开始饮用 DDW。其中仅有3人在128年累计随访期内死亡。一名患者在3年内接受了3次手术，这一具体病例证实了 DDW 的预防复发（一般性预防）作用。在定期使用低氘水（在10年内重复 DDW 疗程13次）后，该患者在15年内保持无癌状态。

联合使用低氘水疗法与术前化疗
化疗用于实现可手术性

是否能治愈癌症取决于肿瘤的可手术性。因此，如果无法进行放疗，可使用化疗帮助提高可手术性。在这种情况下，服用105 ppm 或85 ppm 的 DDW 可能具有额外效益，其可促进肿瘤消退得更快更显著，并比其他方式更早实现可手术性。如果患者肿瘤消退，则没有必要在2～3个月后改变剂量。然而，如果治疗本身不足以实现可手术性，则可提前重新安排降低 DDW 的氘水平。如果患者成功接受手术，建议增加剂量并继续使用低氘水治疗。

采用这种组合治疗方案时，DDW可促使肿瘤消退得更快，效果更显著，提高可手术性，支持化疗并减轻其毒性效应。

低氘水疗法联合化疗及放疗
由于肿瘤的位置、分期或分类而不可手术

在通常可手术的常见癌症（肺部、乳腺癌、前列腺癌、结肠癌和直肠癌）中，高达10%的肺癌患者在确诊时可进行手术。如前所述，9名缓解期肺癌患者使用了低氘水治疗。在53.7年累计随访期间，没有死亡记录。另外90%肺癌患者由于无法进行手术，唯一可行的选择为化疗和放疗。在这种情况下，建议遵守1/C/C/Chem方案。如果第二次或第三次治疗后的检查证实肿瘤有所消退，则应用105 ppm DDW，直到化疗结束。

应用低氘水作为补充疗法的患者，定期检查结果显示好于预期，304名饮用DDW的肺癌患者的中位生存时间比仅接受常规治疗的患者长6倍。在上述出色结果的驱动下，即使有严重的不良反应，患者仍可能会接受进一步化疗。在未来，DDW的有规划地使用可能有助于优化化疗进程。目前关于低氘水的应用结果和临床数据表明，细胞抑制疗法可以具有相同或更高的疗效，同时毒性更低。当涉及患者生活质量时，这种考虑不可轻易忽视。

为展示低氘水如何与化疗和放疗相结合，我们以一名头颈部肿瘤患者为例。一名31岁女性患者于2009年10月确诊喉癌，医生建议进行喉切除术。患者不同意该手术。确诊后，她开始使用低氘水治疗并接受化疗和放疗。3个月治疗期结束时检测到癌症完全消退。接受第一个为期5个月的DDW疗程后，患者中断了1个月。随后接受4个月的DDW疗程。在这4个月之后又中断了3个月。患者重复了

两次 4 个月疗程的治疗。中间中断了半年。根据 2019 年 1 月的患者最新病情，患者声带和喉部完好无损，且无症状。

在近期诊断为三期的患者中联合使用低氘水疗法与常规治疗

相比于那些接受多年常规治疗后，只在其后考虑低氘水治疗随之过渡到三期的患者，新诊断患者处于更有利地位。在这种情况下，低氘水旨在作为常规疗法的补充疗法。低氘水的潜在益处应保留到常规治疗完成并且预期不再带来更多治疗效果时。

建议从 105 ppm 低氘水水平开始治疗。应在整个化疗过程中保持这一氘水平，直到检查结果显示癌症消退。

当首次针对肿瘤细胞引入低氘水治疗方案时，可观测到明显效果。低氘水能够增加常规治疗的有效性，同时减轻其毒性作用。由于放疗具有严重的不良反应，其允许剂量和次数受到限制。在大多数情况下，放疗并不能完全治愈肿瘤。

如果患者已经接受规定的常规治疗方案，并且有明显的改善，则可持续接受浓度为 85 ppm 的低氘水两到三个月。此后患者可分别调整为接受 65 ppm、45 ppm 和 25 ppm（最终浓度），以达到完全无癌状态。如果间歇性随访检查无法确认常规治疗的有效性，则应在常规治疗期间将氘浓度降低至 85 ppm。在这种情况下，联合治疗的协同效应可以促进患者病情改善。

接受常规治疗的三期癌症患者联合使用低氘水疗法

这组患者的预期寿命最差，其中一些患者从未达到无癌状态，另一些患者先前曾达到无癌状态，但后来发生了远端转移。在大多数患者中，即使接受了具有不良反应的治疗方案，仍然无法阻止癌症进展。低氘水选项只有在癌症后期才会考虑。

在此癌症阶段，低氘水只是最后手段。低氘水应从 105 ppm 开始；但在治疗数周后，医学指征可能指示改用 85 ppm DDW。进一步的饮用持续时间应缩短到 1 ～ 2 个月。如果患者情况危急，治疗可从 85 ppm 甚至 65 ppm 开始。

在这些情况下，应该考虑以下几个方面。

如果 DDW 的剂量不足，我们可能失去影响疗效的机会。然而，如果剂量太高，肿瘤坏死过快及相关并发症可能会给三期患者带来问题。我们建议在进行常规治疗的最初几周使用 105 ppm DDW，这一步骤将决定癌症对低氘水治疗的敏感程度。如果治疗有效，可以维持 105 ppm 水平，如果患者病情没有明显改善并且检查未显示肿瘤有消退迹象，则建议改用更低的氘水平（85 ppm）。此后每隔几个月应进一步降低氘浓度。

在施行靶向治疗之时或之后使用低氘水的方法

随着分子生物学的进步，遗传学研究帮助找到了数百种如出现突变可能导致癌症发展的基因。许多在癌细胞中受损的信号通路现已绘制出来。分子生物学的进步促进了以下方面的发展：靶向和专用药物开发、寻找和检测与缺陷基因编码蛋白质相互作用以抑制癌细胞增殖的分子。由于多种癌症均证明其肿瘤细胞中存在酶缺陷，人们对抑制酪氨酸激酶的药物寄予了极大希望。目前市场上有几种酪氨酸激酶抑制剂药物，但这些药物仅在治疗/治愈慢性髓性白血病（CML）方面取得显著效果。酪氨酸激酶抑制剂开发者将这些药物的作用机制追溯到其对所述基因的抑制。从细胞代谢角度研究癌症的研究人员将酪氨酸激酶抑制剂（名为 Gleevec）的抗癌作用追溯到对线粒体功能的刺激。刺激线粒体功能还有利于细胞中低氘代谢水的产生，从而确保细胞过程的健康运行[72]。目前正基于识别肿瘤细胞的信号通路进行药物开发。尽管结果令人鼓舞，但靶向治疗方法仍存在局限性和风险，尚未实现期待已久的突破。

尽管对靶向治疗的适用性和可持续性存在疑虑，但一些靶向治疗剂已经达到了预期。目前尚无靶向临床试验用于确定低氘水可在多大程度上增强这些药物的疗效，但这些试验应在未来出现。随访群体包括同时接受靶向治疗和低氘水的患者。联合疗法方面的经验将通过举例说明介绍。

赫赛汀/乳腺癌

一名52岁HER-2阳性女性患者于2004年3月确诊患有不可手术的炎性浸润性乳腺肿瘤（已转移至横膈膜）。自2004年7月起，除常规治疗（化疗、放疗）外，患者还开始饮用105 ppm DDW。癌症对治疗反应良好，肿瘤逐渐脱离肌肉，到2004年10月可进行手术。该患者继续化疗至2005年2月，随后接受了两年的赫赛汀治疗。患者于2013年发生骨骼和肾上腺转移，此前一直未出现症状。手术切除了肾上腺转移瘤和肾脏，患者再次接受化疗并随后联用激素疗法，使用双膦酸盐治疗骨转移瘤。在2004年至2020年期间，该患者共饮用了12次DDW（在疾病发作时连续服用9～11个月，随后每年饮用2～3个月）。其病例记录也证明了定期饮用DDW对于维持不发作状态的重要性，因为在将惯常的9个月中断时间增加到17个月后，肿瘤标志物水平开始上升。在恢复DDW治疗方案后，这一趋势在2020年1月得到逆转，并且在撰写本书时，患者的总体健康状况仍然保持良好，距最初诊断已16年无症状。

吉非替尼/肺癌

一名70岁男性患者在肱骨病理性骨折后，于2016年9月确诊肺癌。该患者在诊断后两周开始服用105 ppm的DDW，并从10月下旬开始进行骨骼放疗和药物治疗。基因检测发现该患者存在EGFR21突变，并于11月开始服用易瑞沙药物。10月，患者咳嗽时伴有浓痰，11月时骨痛出现缓解，2017年5月能够再次工作。2018年5月和10月的CT扫描显示肺部有轻微进展，患者在两次扫描前都停止了饮用DDW。10月CT扫描后，患者停用易瑞沙，安排其继续接受免疫治疗。

索坦/肾癌

一名男性患者于2003年秋季确诊肾透明细胞癌，经手术切除。2004年秋出现转移，2005年8月再次出现转移，每次都进行了手术。2006年春出现了另一处转移，尽管进行了药物治疗（舒尼替尼），但仍有进展。2007年3月和8月的CT扫描证实了这一点，扫描显示肝脏中有两个41×45×46 mm的大转移瘤，腹壁有一个40×34×30 mm的大转移瘤。该患者于2007年9月开始饮用DDW，并于2008年5月报告了显著的疾病消退，根据2008年10月的随访检查结果，这种消退仍在继续。患者自2006年10月以来一直服用舒尼替尼药物，但病情直到2007年秋仍然在持续进展（此时开始使用低氘水治疗）。在开始低氘水治疗之后，肿瘤消退。患者继续饮用DDW 16个月，然后短暂中断，随后又饮用DDW 3个月。在另一次中断后，患者在完全停药前又饮用了5个月DDW。1年后的磁共振扫描显示，疾病未出现变化。3年后（即2012年8月），患者的病情急剧恶化。该患者于2012年10月死亡，距疾病确诊9年。

上述病例说明，将某些靶向药物与低氘水相结合可能会显著提高患者的预期寿命，并且强调精心设计的试验可以优化两者的结合。

联合使用低氘水疗法与免疫疗法

毫无疑问，免疫系统在预防和抗击癌症方面发挥着至关重要的作用，但制药业不断开发的新药，并不把免疫抗癌放在眼里。这其中存在一些矛盾：免疫系统在抗癌方面的作用众所周知，但癌症患者仍在使用对免疫系统有严重毒性作用的抗癌药物进行治疗。在使用低氘水的患者中，通常可以观察到低氘水在一定程度上保护了患者的造血系统。细胞抑制治疗不必停止（或仅在极少数情况下暂停），没有必要在两次治疗之间等待数周，以等待血常规结果恢复正常。针对糖尿病患者进行的二期临床试验的结果证实，在饮用105 ppm DDW 的 3 个月期间，造血成分的含量增加[44]。

许多情况下，患者希望在治疗期间通过摄入高剂量维生素来支持免疫系统工作。但已有研究不建议在应用低氘水治疗时大量摄入维生素（尤其是抗氧化物质），因为这样可能会显著降低治疗的预期效果，甚至影响疾病预后[73]。

另外，食用 β-葡聚糖多糖可能具有增强免疫系统的有益效果。因此，我们提倡食用药用菌，这些药用菌带来的有益效果将归功于多糖。

第九章 影响低氘水剂量与疗效的若干因素

每日DDW摄入量

多年来的经验表明，每日DDW的饮用量与疗效存在明显的关联。每日消耗的DDW量越多、氘含量越低、体内氘浓度下降越大，生理和治疗效果越好（成比例），必须根据实际情况确定剂量。患者应饮用具有足够和必要氘水平的DDW，以达到预期的效果，同时尽可能使机体长时间地保持低氘水平。

DDW的氘浓度

DDW的氘浓度越低，体内氘水平的降低越显著，消耗单位体积DDW的效果就越明显。然而，这并不意味着从治疗刚开始就应该给患者提供尽可能低氘水含量的水。

身体对低氘水的反应

基于过去几十年的研究结果、兽医和人类医学经验，有充分理由认为低氘水没有任何毒性作用，使用该疗法不会产生有害的非预期不良反应。如果健康人群或疾病已完全缓解的无症状患者饮用DDW，则无明显的症状。肿瘤患者在使用低氘水的过程中可能存在主观感觉和客观现象。两者都是肿瘤与DDW相互作用的结果。这些感觉和现象可以提供有用信息，这就是为何必须记录患者的个体感觉。其中一个最常见的症状是嗜睡和疲劳，这种症状通常在开始饮用DDW后1～2周（有时更晚）出现，会在几周内缓解，然后完全消失。这一时期的长短取决于多个因素。在确定剂量时，如果患者对DDW的反应迅速而强烈，必须将每日摄入量减少10%～20%，这一点非常重要。然而，只有当使用DDW会引起患者强烈不适时，才建议减少饮用剂量。不建议在症状消失或减轻后完全停用DDW，如果症状消退，饮用剂量可以增加到初始值。

也可能出现相反的情况，即低氘水不会引发任何可察觉的变化。在此情况下，如果使用低氘水疗法在1～2个月内无任何明显的效果，应增加剂量。这意味着增加低氘水的每日摄入量，或者使用氘水平低20 ppm的DDW。

需要注意的是，嗜睡和疲劳最容易发生在处于癌症晚期以及肿瘤直径为3～6 cm的患者中。如果肿瘤较小，上述症状可能会较轻，甚至可能不出现（即使DDW有疗效）。

兽医经验也证实了上述情况；动物对Vetera-DDW-25反应良好，可耐受相关治疗，并且在治疗实施期间出现的虚脱和嗜睡症状通常在2～3周减轻或消失。

体重

DDW的最理想受试者为小动物（兽用）和儿童（人用），由于其体重相对较轻，可以施用高剂量的DDW。DDW应用的基础剂量为105 ppm，每日摄入量应符合针对60～70 kg体重指定的DDW最佳剂量（DdU约为1）。对于体重为80～100 kg的患者，每日摄入量应增加到2 L或更多，在开始治疗时可采用105 ppm这一水平，然后增加剂量使用较低的氘浓度。

肿瘤的类型和组织学分类

基于我们的研究和临床经验，不同来源和组织学类型的肿瘤对低氘水表现出不同的敏感性。大多数癌症属于反应良好组，以下肿瘤类型对低氘水特别敏感：乳腺癌、肺癌、胃癌、前列腺癌、肾癌、膀胱癌、卵巢癌、宫颈癌、子宫内膜癌、睾丸癌、舌癌、喉癌和甲状腺癌，以及白血病类别下的ALL、AML、CLL和CML。结肠癌和直肠癌、脑肿瘤-星形细胞瘤、霍奇金淋巴瘤和非霍奇金淋巴瘤以及多发性骨髓瘤对治疗也有反应，但相比于上述癌症敏感度稍低。对低氘水（和常规疗法）最不敏感、预后最差且最难以治疗的癌症包括多形性胶质母细胞瘤（GBM）、恶性黑色素瘤、胰腺癌和胆囊癌。

随着低氘水研究在国际上开展，越来越多的临床试验以及研究成果不断出现，低氘水的有效性得到了证实（在侵袭性癌症方面的有效性也有提高）。在2014年圣地亚哥举行的美国癌症研究协会（AACR）年会上[67]，我们介绍了在确诊后60天内使用低氘水治疗的患者实验组中，中位生存时间为39个月。在仅接受常规治疗的对照组中，女性患者的中位生存时间为6.8个月，而男性患者仅为5.8个月。

我们还研究了其他一些癌症，对于这些癌症来说，就低氘水的有效性和敏感性做出结论还为时过早。这些癌症也大多对低氘水有反应，但由于病例数量少，尚未确定其分类，如硬腭肿瘤、咽喉肿瘤和食管肿瘤、骨癌、各类软组织肉瘤和神经母细胞瘤。

肿瘤块

在肿瘤质量和治疗效果间还存在明显的相关性，即肿瘤质量越轻，低氘水治疗越有效。在剂量方面，这意味着对于小的肿瘤块，使用较低的剂量就足以实现肿瘤消退。此外，如果肿瘤质量小（其坏死不会对身体产生实质性影响），在治疗开始时就可以使用较高剂量的DDW。确定晚期患者的剂量时，除遵循低氘水的治疗原则外，还应考虑机体降低氘水平这一过程可能维持的最长时间。

肿瘤的形状及对周围组织的影响

迄今为止的经验表明，与健康组织接触的肿瘤部分对低氘水最为敏感。原因在于这是肿瘤最容易侵犯的部分，并且分裂细胞的数量最多，这些分裂细胞处于细胞周期中对低氘水最敏感的阶段（细胞培养相关研究表明，低氘水浓度可阻止细胞从细胞分裂的G1期进入S期）。经验表明，饮用DDW首先会促进肿瘤周围组织的浸润性突起消退，20多年来使用兽药Vetera-DDW-25的经验证明了这一观点。因此可能对一些术前患者，饮用低氘水具有重要意义。在这些情况下，使用DDW可以提高可手术性，避免患者受到不必要的手术损伤、手术及其他并发症影响。对于脑肿瘤患者，预防性饮用DDW 3～4周可能特别重要（除非由于其他原因禁用）。

此外，相比于致密、大而粘连的肿瘤，表面积较大的肿瘤（例如胸膜肿瘤）对低氘水更加敏感。

肿瘤的位置

当DDW直接接触到肿瘤并导致局部氘水平显著降低时，该治疗可发挥最大效力。此类癌症示例包括胃、口腔、皮肤肿瘤或靠近皮肤表面的肿瘤和转移瘤。出于这个原因，胃癌患者在低氘水治疗开始时，采用基于体重计算的剂量的50%～60%可能就足够了。对于口腔癌，建议在咽下DDW前将低氘水含在口中5～10分钟，并每日重复这一过程6～8次。对于靠近皮肤表面的肿瘤，建议在饮用DDW的同时，使用浸有DDW的纱布或棉敷布进行局部外用治疗。

肿瘤敏感性与低氘水的剂量

在确定剂量时，应考虑到对于敏感肿瘤类型，建议的低氘水氘浓度为105 ppm。对于不太敏感的侵袭性癌症（胰腺癌、胶质母细胞瘤、黑色素瘤、肉瘤），建议从较低的85 ppm氘浓度开始治疗。对于耐低氘水治疗（或不太敏感）的癌症，使用65～85 ppm DDW。

原发肿瘤和（或）转移瘤的治疗

一般而言，原发肿瘤和转移瘤对低氘水敏感（尽管二者存在显著差异）。在确定剂量时，肿瘤总质量是主要的决定性因素（如果肿瘤已转移，这一点更加重要）。在一些出现肝转移的乳腺肿瘤患者中观察到，转移瘤的完全消退比原发肿瘤消退更快。肺转移瘤也可能对低氘水治疗敏感，但需要更长的时间（8～10个月）才能起效，而肝转移瘤在1～2个月内即可完全消退。

但我们也发现两个胆囊癌患者身上的原发性胆囊肿瘤对低氘水治疗敏感，而这一疗法对其肝转移瘤无效。

低氘水治疗开始时肿瘤的分期

越早将低氘水纳入治疗方案，治疗就越成功。因此，如果患者在手术和（或）常规治疗后立即进行低氘水治疗（循环肿瘤细胞的数量在其系统中最低时），就有机会显著降低新肿瘤（复发/转移）发生的概率。

患者的总体身体状况

如果患者的身体状况非常理想，可按照指南确定剂量。在身体状况出现恶化的患者中，最初饮用低氘水治疗时病情可能恶化，并且患者可能变得更加虚弱和疲劳。但这并不一定表明癌症真的在恶化，这些症状可能是因肿瘤坏死引起的，且这种症状可能持续一两周到数月。

其他治疗

绝大多数使用低氘水作为辅助治疗的患者也接受了常规治疗，除了那些已尝试所有常规治疗方案或者不适用常规治疗的患者。一般而言，低氘水与常规治疗相结合会产生协同效应，但这些治疗的不良反应往往会削弱低氘水的疗效。化疗不良反应经常导致患者连续几天不能摄入大量液体，出现严重的恶心和呕吐症状，并经常停止饮用DDW。然而，在许多情况下，我们发现饮用DDW的患者对化疗的耐受性更好，主要原因为患者血常规没有像预期的那样恶化，并且由于加入了低氘水治疗而引发的其他不良反应也更少。在此情况下，细胞抑制治疗和放疗不会干扰剂量的确定。手术后，DDW治疗可能会暂停4～6天，因为在此期间，大量的正常氘含量的液体以输液形式进入患者体内（这部分输入无法通过口服DDW来补偿）。

在正式确认低氘水为药物之前，在药物注册这一阶段，低氘水只能作为人类肿瘤治疗的一种补充疗法。

血常规

研究者目前尚未研究免疫状态与低氘水之间的关系，但经验表明，白细胞计数正常患者的恢复率优于血常规欠佳的患者。一名血常规欠佳的肺癌患者在接受数月常规治疗后其效果也只能延后实现。尽管继续饮用DDW，但在化疗结束及血常规正常化后几个月才出现癌症明显消退。

临床观察表明，接受化疗和低氘水治疗的患者血常规比预期要好，这一点得到了糖尿病患者二期临床试验结果的证实。在此项研究中，30名患者连续90天饮用104 ppm DDW，观察到患者血常规（红细胞、白细胞和血小板）显著提高，但仍处于正常范围内[44]。（见表9-1）

表9-1　30名连续90天饮用104 ppm DDW的患者血常规

试验参数	第1天	第90天	p 值
白细胞	$4.52 \times 10^{12}/L$	$6.96 \times 10^{9}/L$	0.01
红细胞	$4.52 \times 10^{12}/L$	$4.66 \times 10^{12}/L$	0.006 4
血红蛋白	8.36 mmol/L	8.61 mmol/L	0.011
血小板	$251 \times 10^{9}/L$	$269 \times 10^{9}/L$	0.007

低氘水治疗持续的时间

如前所述，确定正确剂量的一个主要考虑因素是，随着低氘水治疗的推进，建议使用较低浓度的氘。开始DDW治疗后，体内氘浓度会随着时间的推移而降低。到达一定水平后，体内氘浓度不再降低，这时一些肿瘤细胞可能已经适应了低于自然氘水平的环境。适应期的长短取决于癌症类型，可能从几个月到半年甚至一年不等。如果不能进一步降低氘水平，快速适应低氘水水平的癌症可能会再次恶化。

第十章 饮用低氘水疗法的一般建议

影响低氘水疗效的辅助程序

一些患者在接受常规治疗的同时还使用辅助疗法，以增加康复概率。其中有些方法已经证实不仅会削弱常规治疗的效果，而且会影响低氘水治疗的效果。

以下附加方法和准备工作值得注意：

（1）格尔森饮食。

（2）纯素饮食。

（3）果汁禁食。

（4）辅酶Q_{10}。

（5）高剂量抗氧化剂（维生素A、C、E，硒）。

（6）热水浴、桑拿浴。

（7）铁补充剂。

（8）长时间的强体力活动、体育活动。

我们无意评论患者使用的其他方法和程序。但一般认为，在某种程度上抑制细胞周期的方法可能会使肿瘤细胞对低氘水产生抗性。

如何饮用DDW？

饮用DDW建议的每日单次服用剂量为200 ～ 250 mL。建议在每日早上和晚上饮用DDW，并全天均衡地服用额外量。DDW应在饭前10～15分钟饮用，食物中的正常氘浓度可通过饭后饮用DDW进行平衡。

重要的是，患者可通过DDW满足其每日的大部分液体摄入需求（至少75%～80%）。

患者可以喝汤（使用普通水制成）以及食用蔬菜和水果（举例而言），不建议大量饮用软饮料、果汁、牛奶及其他具有正常氘浓度的液体（茶和咖啡可使用去氘水制备）。

如果过早停用低氘水，则氘浓度增加会停止对肿瘤细胞分裂的抑制，这可能导致肿瘤再次生长，并因此在接下来的几周或几个月内被诊断工具检测到。假设肿瘤细胞可能受益于氘水平的暂时增加，例如由于所摄入食物具有正常氘含量导致的饭后几个小时氘增加（碳水化合物尤其如此，其中的氘含量最高）。因此，对于病情较为严重者（出现大量或大面积转移的侵袭性癌症），建议使用氘浓度比目前所用浓度低20～40 ppm的DDW。这有助于平衡食物中较高的氘浓度。这可避免为肿瘤创造长达几个小时的有利环境，从而显著增强低氘水的疗效。

DDW煮沸并露天保存时，其氘浓度会如何变化？

DDW的成分在单次短暂煮沸中不会发生显著变化，因此可以用来泡茶、冲咖啡，甚至烹饪。但当DDW与普通水混合或长期储存于露天容器中时，其氘含量会显著增加。该过程的速率通过一个实验来说明，在此实验中，将几毫升DDW放置在一个露天容器中。100小时后，DDW的氘含量仅高出3 ppm，这意味着倒入玻璃杯并放置在户外的DDW的氘浓度在几小时内没有显著变化。尽管如此，仍然建议在尽可能短的时间内将DDW倒入封闭容器中（有盖）煮沸，避免与空气直接接触（温度越高扩散越快）。

水的碳酸含量

Preventa低氘饮用水有碳酸和非碳酸两种类型。有些人喜欢碳酸饮料，有些人喜欢非碳酸饮料，但其实，有时须禁止饮用碳酸饮料，如患有口腔或胃部肿瘤的患者。如果只有碳酸饮料，在此情况下，考虑到上述因素，建议通过煮沸去除碳酸后饮用。

人们常说碳酸水有害健康，因为它会导致身体的"酸化"。但必须要明白一点，碳酸水和非碳酸水的矿物质含量大致相同，因此这两种水在酸碱平衡方面并无显著差异。体内血液pH值的稳定性由一个复杂的缓冲系统进行确保，这意味着正常代谢过程下每天产生的900 ～ 1 000 g二氧化碳不会导致血液pH值酸性化。因此，碳酸水中的4 ～ 5 g二氧化碳不会对机体有显著影响，尤其是考虑到我们打开瓶子并将碳酸液体倒入玻璃杯时，很大一部分二氧化碳会立即进入大气。此外，气泡也会通过嘴从胃中释放出来。在过去几年中，没有研究结果表明水中的碳酸含量会影响低氘水治疗的疗效。碳酸水甚至可以通过刺激血液流动和改善散热，在温暖天气里产生有益的生理效应。

饮用DDW应持续多久？

确定治疗持续时间的一个重要考虑因素是，低氘水不存在限制其适用性的不利影响。更重要的问题是应在何时停止治疗，因为癌症甚至可能在停止治疗仅仅2 ～ 3个月后发生恶化，因此不建议过早停止DDW治疗。即使患者被视为已经痊愈，仍建议继续使用DDW至少2个月（最好是4 ～ 6个月）。在不久的将来，通过研究制定高康复概率的后期护理策略仍是一项重要任务。迄今为止的经验表明，每年重复该治疗方案是安全的。

中断低氘水疗程

在某些情况下，患者可能会短暂或长时间中断饮用DDW。然后，患者将很快显示出癌症恶化迹象。该过程一般是可逆的。如果这种影响在中断前就非常明显，则应有效地继续接受低氘水治疗。重复恢复DDW治疗后，治疗的有效性可能会降低。因此，确定剂量的其中一个关键规则是避免在癌症完全消退之前中断DDW的摄入。

如何结束DDW疗程

基于近年来所获得的经验，从DDW快速转向普通氘水平的液体是有可能的。早期的建议提议氘水平应缓慢而逐渐地增加到正常水平。在理想情况下，DDW疗程应在患者达到无癌状态时结束。然而，在许多情况下，DDW治疗在肿瘤仍然存在于患者体内时停止。如果患者暂停饮用DDW，在某些情况下，突然改用正常氘水会进一步改善患者的状况。这表明，低氘水和氘浓度突然增加都可能对肿瘤细胞产生显著影响（这并不意味着将氘浓度提高到145 ～ 150 ppm以上有益，临床前期研究表明这一浓度会刺激肿瘤细胞的增殖）。

低氘水疗法的长期积极影响

长期随访（分别为3年、4年、5年、10年和20年）显示，低氘水疗法未出现急性或慢性的不良反应。然而，即使仍然存在肿瘤，有些患者还是在饮用多年后停止了饮用DDW。这些患者案例清晰地表明，如果体内氘水平在一段时间内保持足够低，则即使在此期间氘浓度增加到正常水平，以前的治疗效果依然存在。此观察结果与先前的经验一致，就是说，即使体内氘浓度未进一步降低，但若在很长一段时间内保持较低水平，DDW仍可发挥效力。其原因在于，低氘水水平对机体细胞的整个新陈代谢系统的影响仍在发挥作用。

当患者在短时间（几个月）后暂停饮用DDW时，未检测到上述现象。

低氘水饮食

在1993年发表的一篇论文[12]中，我们提出细胞的氘/氢比可能会发生变化，并且这种变化可能会发挥重要的调节作用。在这篇论文发表之前，氘/氢比相关变化已在各种分子中得到证实。第二章讨论了植物中所含的分子，其氘/氢比可能与环境水的氘/氢比存在很大差异。这一现象可以用植物新陈代谢差异来解释（C3、C4和CAM植物）。因此，C3植物（例如菠菜、小麦、大米、大麦）中糖分子的氘浓度比C4植物（例如玉米、甘蔗、小米）低10 ~ 15 ppm[38-39]。

如第二章"生物学的范式转变"中所报告的，观察到食物氘浓度存在其他显著差异（参见附录中的食物氘浓度扩展列表）。

这些结果表明，生化过程中的同位素效应，以及参与化学反应的分子的氘浓度将决定正在合成的化合物的特定位置是否可能出现氢的"重同位素"（氘）。氘在不同分子中的分布和位置（以及这些特性变化）已预先确定，并非随机的。这就是氘发挥调节作用的方式。

制定支持低氘水的饮食计划时，首选氘水平较低的营养素。表2-1所列数据清晰地表明，碳水化合物的氘含量极高。因此，每日能量摄入应集中于氘含量较低的脂肪和油类。生酮饮食最符合这种营养方法，其治疗益处已经被许多临床试验证明。仅通过显著减少碳水化合物的摄入，患者就达到了较低的氘水平。这可能是生酮饮食抗癌作用的原因之一。

如果患者为纯素食者或食用素食，可能会损害低氘水疗法的有效性。同样，格尔森饮食和果汁禁食不推荐与低氘水一起使用。决定DDW有效性的另一个因素是，食用素食时，身体对蛋白质的获取受到更多限制。植物蛋白氨基酸的组成和比例可能与动物蛋白存在很大不同。这也解释了为何素食也可以减缓肿瘤的生长速度，因为肿瘤细胞无法获取其快速分裂所需的氨基酸。

在评估中，我们尤其关注低氘水治疗未带来改善或者改善低于预期的情况。针对这些病例进行回顾发现，其共同点为抗氧化剂摄入较高。卡罗林斯卡学院各同事所开展的独立研究也证实了这一点[61]。根据其公布的结果，DDW可诱导细胞发生氧化应激，产生引发细胞凋亡（程序性细胞死亡）的活性自由基。大剂量摄入抗氧化剂时，将会中和这些活性自由基，从而保护肿瘤细胞并降低低氘水治疗以及常规肿瘤治疗的有效性。同样，辅酶Q_{10}和铁补充剂也会对DDW的有效性产生不利影响。这些物质可能有助于线粒体中的电子传递过程，并维持细胞内的氧化还原平衡，因此不会产生足量的自由基来启动细胞凋亡。

测量结果显示，不同动物肉类的氘含量没有显著差异。牛肉含氘量为138 ppm，猪肉为138 ppm，鸡肉为137 ppm。一般应首选脂肪含量较高的非工业肉类。对于乳制品，应首选黄油、成熟奶酪、酸乳酒和酸奶（尤其源自食草动物奶的产品）。

在氘含量方面，需要注意的是，建议食用生长在温带气候地区的水果。越靠近赤道，降水中的氘浓度越大，这体现在热带植物和水果的氘含量上。这并不一定意味着我们不应食用香蕉或橙子，只是我们应该限制此类水果的食用量。

浓缩果汁中的氘含量也可能超过饮用水，大多人并不重视这种差异。然而，对于一些人来说，必须重视所摄入食物中的氘含量，这对于降低其体内的氘浓度至关重要。任何含氘量高的食物的摄入都会对低氘水治疗产生反效果，削弱其有效性。这就是为何建议限制或避免摄入此类食物。

其他辅助程序

向患者及其家庭成员介绍了这么多潜在的治疗方法，他们可能会很难做出选择。医院提供许多治疗方法和辅助治疗方案供其选择，很难确定哪种具有坚实的科学基础和真正的效益。选择的指导原则应为收集广泛信息，并选择所提供的2～3个补充治疗方案来定期遵循，使用这些补充疗法的关键是持之以恒。选择辅助治疗时，患者经常会犯两个错误。其中一个可能的错误是，尽管某种产品无效，患者仍然坚持使用。另一个错误是，在可观察到结果之前过早地中断治疗。治疗过程中并无绝对、决定性的真理。因此，任何治疗都不应制定明确的时间表。选择辅助治疗时必须谨慎，并合理进行使用。

一些患者会使用小麦胚芽、药用菌或其他低氘水产品。很难说这些药物可在多大程度上促进患者病情的改善，但观察表明，这些治疗可能会增强（而非削弱）彼此的效果。

最重要的因素是在使用常规治疗的同时联用DDW，而非用DDW取代常规治疗。

第十一章　低氘水疗法最常见的伴随症状

　　低氘水疗法主要用于癌症患者，只有少数患者在饮用DDW之前通过其他治疗达到了无癌状态。在后一种情况下，除复发可能性较低外（这一点不容忽视），饮用DDW几乎没有其他明显的效果。我们观察到，可检测到肿瘤的患者存在一些症状或变化。这些症状和变化是因肿瘤细胞团坏死和相关生理过程（例如炎症）引起的。有些现象可在肿瘤患者中普遍观察到，而另一些仅在个别其他肿瘤患者中观察到。

虚弱、虚脱、嗜睡

　　这些症状大多数出现在使用低氘水治疗的患者中，通常在开始饮用DDW后的几周就会出现，并持续不同的时间。如果肿瘤很小（直径为 1 ～ 2 cm），则不会有明显的症状，因为细胞坏死不会给身体带来很大的负担。在患有癌症的犬和猫身上也观察到这种现象。在治疗的前 1 ～ 2 周，动物通常只是睡觉和躺着休息。虚弱和嗜睡是由坏死性肿瘤块和相关的生理变化导致的。

增加剂量也可能导致疲劳和嗜睡增加

　　如果使用氘含量低的DDW继续低氘水治疗，则治疗开始时出现的症状（嗜睡、疲劳）可能会再次出现。这可以视为一个积

极信号，因为氘浓度的反复降低会诱导相关反应，使肿瘤进一步
消退。

脸发红、体温升高和发烧

发热和高烧仅在癌症晚期或肿瘤质量大的情况下出现。众
所周知，当肿瘤块达到一定大小时，会自发发生坏死（伴有峰
热）。该现象在使用低氘水治疗时观察到，并能追溯到影响大肿
瘤块的坏死过程。皮肤频繁发红或局部发红这一症状可以经常观
察到。

间歇性疼痛

开始使用低氘水治疗并不意味着患者可以在短时间内感觉到
好转。前述症状因治疗引发，可能伴随着间歇性疼痛增加。此类
症状主要出现于骨转移瘤，软组织肿瘤不太可能发生该症状。咨
询医生并接受充分的帮助可能会逆转患者病情的暂时恶化并缓解
疼痛。

疼痛缓解

很难预测特定患者在疼痛缓解之前是否会出现暂时性疼痛加
重。然而，这些都是患者病情改善的明确迹象。疼痛缓解可以通过
患者基础疾病改善来解释。然而，需要注意的是，在低氘水治疗
开始时，疼痛程度可能会出现波动。但是这是暂时的，可能持续
2～3个月。

肿瘤影响区肿胀和软化

对于接近皮肤表面的肿瘤，经常可以观察到肿瘤在开始低氘水

治疗后暂时地发生"生长"，但变得越来越软。使用成像测试的随访检查，在多个病例中检测到肿瘤增大。所有这些症状都在开始饮用DDW几周后检测到。因此，必须确保成像测试与饮用DDW同步进行（如前所述）。持续低氘水治疗可促使肿瘤明显消退和缩小。关于暂时性"生长"，其原因可能是DDW应用期间的炎性反应过程引起。

受影响区域的局部发热

在一些病例中，患者受肿瘤影响出现皮肤表面发热现象。建议针对受影响区域进行冷却，减少炎性反应或缩短炎性反应持续时间。此外，通常不建议在饮用DDW期间泡热水浴或桑拿浴。

脑水肿

如果大脑受到肿瘤影响，肿瘤坏死会对整个身体构成巨大影响。在一些病例中，观察到脑癌患者的相关症状由于饮用DDW而变得更加严重。这种现象可以解释为因肿瘤坏死而暂时形成水肿，或者现存水肿增大导致颅内压升高引起的。因此，患者应为其病情出现暂时性的"明显"恶化做好准备。水肿应使用所提供的治疗手段进行治疗。

肿瘤内有拉扯和刺痛感

这些症状可能是由肿瘤相关治疗过程和低氘水治疗导致的。

膀胱、胃或直肠轻微出血

肿瘤位置决定肿瘤坏死症状。在上述三类癌症中，坏死组织多次从肿瘤上脱落并从体内释放出来。该过程有时会伴有少量出血。

食欲和健康状况改善

在最初恶化后，至少50% ～ 60%患者的身体状况出现好转。此外，患者食欲和总体健康状况也有所改善。

体重增加

除上述伴随现象外，在一些病例中还观察到体重增加。

溃疡肿瘤渗液和伤口愈合

低氘水治疗开始后，溃疡型肿瘤渗液开始大量渗出。这应解释为一个好的迹象，受影响部位随后形成的"凹坑"证明了这一点。该"凹坑"后来闭合，受影响部位愈合。当使用Vetera-DDW-25低氘水兽医抗癌药品时，也观察到了这一现象。

总体舒适度提高

患者在开始DDW治疗后几周或几个月就可感觉到身体好转。总体舒适度和体力也有改善。

砖灰色尿液

在一些病例中，观察到橙色、红色或砖灰色尿液。在一些其他病例中，患者尿液变得混浊并有非常难闻的气味。如出现这种情况，患者应检测其尿酸水平并咨询医生。

对放疗和化疗的耐受性更好

低氘水与常规治疗协同作用，并且减轻了各种疗法的不良反应。对于使用低氘水疗法的患者，其血常规没有如预期的那样恶化。在一些病例中，患者未出现严重的恶心症状。饮用DDW（尤其是高DDW含量的凝胶）减轻了放疗引发的皮肤刺激。

肺癌患者短暂咳嗽

在肺癌患者中，DDW的疗效影响可能表现为患者出现短暂性咳嗽。咳嗽强度与肿瘤位置和大小有关。患者主要在早上咳嗽，并伴有白色黏痰。随着咳嗽冲动消退，患者呼吸也有所改善。有时，可能会因小血管损伤出现痰中带血。

如果痰呈黄色或绿色，建议在咨询医生后使用抗生素，因为分解的肿瘤很可能充当细菌生长介质。

肿瘤坏死可能导致脓肿

分解的坏死性肿瘤是细菌的理想生长介质。其可能导致肺癌和胃肠癌这两种癌症产生严重的并发症。对于肺癌，坏死的肿瘤组织会引起严重刺激。由此产生的强烈咳嗽冲动有助于清除坏死组织。在此情况下，如果痰变色（变成黄绿色），建议给患者服用抗生素。如果坏死组织从胃肠道排出，也可能引起并发症。对于结肠癌、直肠癌和胃癌，黏液状分泌物和组织小碎片通过粪便排出。但胰腺癌的坏死组织可能不会进入肠道，这可能导致脓肿形成。类似地，如果原发性结肠和直肠肿瘤过大，导致其消退延迟且死亡的组织碎片无法脱离和离开身体，则可能形成脓肿。

第十二章 低氘水疗法应用的主要阶段（1992—2020 年）

这些年来，人们接触DDW的机会大大增加，这也影响了低氘水治疗的有效性。从一个阶段过渡到另一个阶段必须循序渐进。在某些情况下，患者的治疗包含数个阶段。本章通过具体的病例研究描述了低氘水的疗效。如前所述，应用DDW并不意味着立即和完全恢复。大多数情况下，患者仅在疾病晚期开始使用低氘水治疗。低氘水能够减缓、停止甚至逆转恶性过程（即使只是暂时使用）。随着时间的推移，随着DDW使用浓度范围变得更宽，疗效和所获的结果才呈现出来。如果我们拥有低氘水DDW相关的知识、经验并且可供使用，我们甚至可以在一开始就取得更好的治疗效果。

第一阶段（1992—1995 年）

第一批接受DDW治疗的患者饮用浓度为90 ～ 100 ppm的DDW。

第二阶段（1995—1996 年）

1995 年 8 月，25 ppm DDW 首次上市。在此阶段，不同于后来的剂量模型，患者在饮用的90 ～ 100 ppm DDW 中补充了几百毫升 25 ppm DDW。

第三阶段（1996—1998 年）

1996 年 10 月到 1998 年 4 月期间，45 ～ 50 ppm DDW 上市。前三个阶段 DDW 的剂量有限，对于氘浓度更低的 DDW 尤其如此。

第四阶段（1998—2000 年）

1998 年 5 月，在生产线上安装了高性能设备。这使得生产 85 ppm DDW 和大量 25 ppm DDW 成为可能。这时，可以轻松规划不同氘浓度的 DDW。25 ppm DDW 的不同稀释比使得氘浓度能够逐渐降低。此阶段一直持续到 2000 年 1 月，此时 Preventa-105 和 Preventa-85 低氘水已经上市。

第五阶段（2000 年至今）

通过分销渠道对 Preventa-105 和 Preventa-85 进行商业推广后，相对较多的患者饮用 DDW，其中对于大多数患者的治疗结果我们没有任何相关信息。有时，患者在服用 Preventa 数月后联系我们并寻求建议。总体而言，2000 年 1 月至 2020 年 1 月，大多数患者饮用的低氘水的浓度为 105 ～ 25 ppm（氘浓度逐渐降低）。

第十三章

低氘水疗法有效性病例的研究

在前面章节中，通过对大量患者群体的统计分析，比较了使用低氘水治疗与常规治疗的患者数据，显示了DDW的有效性。统计分析清晰地显示了低氘水具有高疗效，但未能对数据背后个别病例作深入剖析。我们始终认为必须通过具体病例来展示关于使用DDW的知识和信息，并总结具体应用过程中的成功经验和失败教训。根据我们收到的关于《战胜癌症》一书的反馈，这一节的内容给了我们最大的希望和鼓励，任何时候我们都不应该放弃治疗，相信仍有机会治愈。我真心地希望许多读者能从这些例子中联系到自身的病情，低氘水将给予力量，并促使患者早日康复。

下面列举的各类肿瘤病例研究，证明低氘水疗法确实有效。

肺部肿瘤

患者年龄	患者性别	确诊日期	低氘水开始日期	最后更新日期
61岁	男	1992年10月	1993年4月	2006年6月

一名61岁男性患者于1992年确诊患有无法手术的肺癌，随后接受了放疗。患者在1993年4月至1993年9月首次定期饮用DDW，在此期间未发现疾病恶化。后来，患者因饮用DDW 5到

10分钟后产生的疼痛而停止了治疗。随后的日子里，患者体重下降了15 kg，直到1994年3月根据医嘱重新开始接受DDW治疗。在接下来的2个月里，他体重增加了4 kg，7月份X射线检查显示肿瘤大小与两年前一样。呼吸急促症状消失，身体变得更加具有活力。1995年1月的检查证实肿瘤生长停滞，6月份支气管镜检查证实受影响部位纤维化。此后，患者总体健康状况良好。1996年5月的X射线检查显示疾病有所消退。患者于1996年8月停止饮用DDW，总体健康状况良好。从1997年1月开始，患者病情再次恶化。1999年5月，他感到手术部位疼痛明显。然而患者身体有活力，体重维持不变。此时，距离初次诊断和探查手术已经过去了7年。X射线检查显示肿瘤被包覆了。2005年，患者确诊口腔癌（存在颌骨侵犯）。患者接受了手术，并接受了放疗。当时，他重新饮用少量的DDW治疗。但他最终于2006年夏去世，此时自确诊患有无法手术的肺癌已经过去了14年。

患者年龄	患者性别	确诊日期	低氘水开始日期	最后更新日期
54岁	女	1994年1月	1994年2月	1998年9月

　　一名54岁女性患者于1994年1月确诊腺癌。患者在一个月后开始饮用DDW，一直持续到1995年10月（连续20个月）。在此期间，癌症未发生恶化。到1995年6月，先前拳头大小的肿瘤变小了。停止饮用DDW后，患者总体健康状况良好。1998年9月，在确诊腺癌四年半之后，她继续回到工作岗位。患者生活方式积极。然而，当时她的腹壁皮肤下已经出现了转移瘤。未收到有关患者病情的进一步信息。

患者年龄	患者性别	确诊日期	低氘水开始日期	最后更新日期
61岁	女	1994年9月	1994年11月	1998年8月

　　一名61岁女性患者于1994年9月确诊小细胞性肺癌，并于10月开始化疗。治疗有效果，但患者难以耐受不良反应。她在1994年11月至1995年10月期间不间断地饮用DDW，身体状况良好。该患者在停止DDW疗程3年后（1998年8月）死亡。

患者年龄	患者性别	确诊日期	低氘水开始日期	最后更新日期
75岁	女	1993年6月	1995年4月	2005年9月

　　一名75岁女性患者于1993年8月接受了肺腺癌手术。肿瘤附着在肺尖胸膜上。第三肺段中心具有一个核桃大小的肿瘤，通过肺叶切除术连同肺门淋巴结一起切除。尽管手术成功，但从1994年末开始，患者的CA 19-9肿瘤标志物水平开始上升。她于1995年4月开始饮用90 ppm的DDW。随后，肿瘤标志物水平略微上升。图13-1显示了1995年末至1998年间CA 19-9肿瘤标志物数值的演变。患者继续饮用氘浓度逐渐降低的DDW。1997年平均每日氘浓度为80 ppm，1998年为70 ppm，1999年为40 ppm，2001年为25 ppm。患者生活积极，无任何症状，直到2004年春天确诊妇科癌症，并伴有肝和肺转移。患者于2005年9月因脑梗死去世，享年85岁。

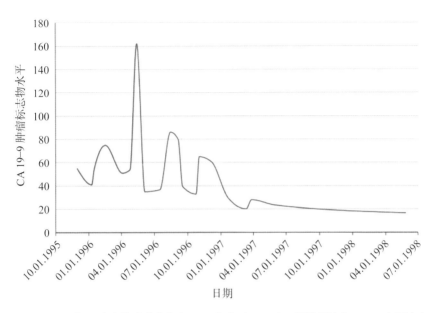

图13-1　一名75岁女性肺癌患者在1995年末至1998年3月期间的CA 19-9水平演变

患者年龄	患者性别	确诊日期	低氘水开始日期	最后更新日期
69岁	男	1995年7月	1995年10月	1999年9月

　　一名69岁男性患者于1995年6月的检查显示左肺有鳞状细胞癌。肿瘤侵犯心包并与大血管粘连。由于肿瘤太大和位置问题，常规疗法并不适用。低氘水是改善患者状况的可行手段。1996年4月，在饮用DDW半年后，患者状况良好。患者的红细胞沉降率（ESR）从之前的80降至6，肿瘤大小没有变化。患者的血糖水平（患者患有基础疾病糖尿病）和呼吸急促症状均有所改善。左肺的胸腔积液被吸收，患者可以重回医生岗位。1997年秋天，他甚至可以出国旅行。1998年6月观察到肿瘤缓慢生长，此前患者的状况和总体身体舒适度都很好。同年7月，患者心脏病发作，即使在休息

时也呼吸困难。患者的心脏病相关症状通过药物得到了控制。即使在心脏病发作后停用DDW，肿瘤也仅有极小的细微的生长。患者于1999年1月继续饮用DDW。1999年6月，患者不再感到呼吸急促。X射线检查显示癌症中度进展。一直到1999年6月，他仅中断了一次DDW治疗。患者于三个月后去世，享年74岁。

患者年龄	患者性别	确诊日期	低氘水开始日期	最后更新日期
54岁	女	2001年7月	2001年7月	2012年7月

一名54岁女性患者于2001年7月确诊脑瘤。肿瘤随后经证实是小细胞性肺癌的转移瘤。患者接受了化疗和放疗。然而，在医生看来，她的预期寿命只有几个月。她在确诊后一周开始饮用DDW。3个月后进行的颅MRI证实肿瘤有所消退，该消退持续了2年。2004年10月的MRI显示无转移（见图3-1）。此前，在2003年2月，观察到肺部癌症已完全消退。该患者在接下来的2年中持续饮用DDW，直到2005年发生短暂中断。7年后，也就是2012年，肺癌复发，于是重新开始化疗。患者饮用DDW 8个月后，中断2个月，随后继续饮用DDW 5个月。患者最终于2013年去世，即检测到脑转移后第12年。

患者年龄	患者性别	确诊日期	低氘水开始日期	最后更新日期
47岁	男	1993年5月	1994年1月	1996年10月

一名47岁男性患者于1993年5月确诊患有不能手术的肺上皮癌。到低氘水治疗开始时（1994年1月），该患者已减重15 kg。肿瘤大小未变，有轻微消退，在1993年12月，癌症恶化。在1994年

1月，患者的主治医生改变了治疗方案。患者已对治疗耐受，其病情无进展。偶尔报告肺不张有所减轻（1994年8月）。患者于1994年9月接受了最后一次常规治疗。3个月后，即1994年12月，一次例行检查发现了肿瘤出现重大消退。此时，低氘水是唯一治疗方案。据1995年3月报告，病情持续改善。患者饮用DDW直至1996年4月。他在半年后因肿瘤恶化而去世，也就是在确诊后的三年半。

患者年龄	患者性别	确诊日期	低氘水开始日期	最后更新日期
58岁	女	2007年11月	2007年11月	2019年1月

一名58岁女性患者于2007年11月确诊患有源自原发性肺肿瘤的脑转移。预期寿命只有几周。该患者在接受常规治疗（化疗、放疗）的同时，从治疗开始持续饮用DDW。几个月后的检查报告脑转移瘤已完全消退。该患者持续饮用DDW近3年，直至2010年8月。中断4个月后，观察到肺部的癌症有进展。然后，患者继续饮用DDW，病情有所改善。多年来，患者接受了8个低氘水疗程，有4次发现癌症恶化后成功实现遏制。该患者在确诊后10年内的总体病情良好，在中断DDW治疗2年后于2019年1月去世。

患者年龄	患者性别	确诊日期	低氘水开始日期	最后更新日期
70岁	男	2016年9月	2016年9月	2020年2月

一名70岁男性患者在2016年9月发生病理性肱骨骨折后确诊患有肺癌。该患者在确诊后两周开始饮用105 ppm DDW，并在10月底通过骨骼放疗和靶向治疗补充低氘水。基因检测发现该患者存

在EGFR21突变，并于11月开始服用易瑞沙药物。10月，他从肺里咳出了痰。到11月，他的骨痛已缓解，并于2017年5月重返工作岗位。在2018年5月和10月，CT检查显示肺部出现轻微癌症进展。患者在两次CT检查前停止饮用DDW。在10月的CT检查显示病情进展后，停用了易瑞沙。治疗计划继续采用免疫疗法。该患者饮用DDW直至2019年5月。2020年2月证实肺部肿瘤出现轻微转移和重大消退。

患者年龄	患者性别	确诊日期	低氘水开始日期	最后更新日期
53岁	男	2010年2月	2010年8月	2018年4月

　　一名53岁男性患者于2010年2月接受了肺癌手术。在手术过程中，从受肿瘤影响的第二根肋骨上取出了一块6 cm长的碎片。手术后，该患者接受了吉西他滨和顺铂治疗。手术成功后，患者未立即开始饮用DDW。低氘水仅在第四轮化疗后进行。在此后的6年里，患者接受了7个DDW-25疗程，总共600天。所有检查结果均呈阴性。

患者年龄	患者性别	确诊日期	低氘水开始日期	最后更新日期
53岁	男	2006年4月	2006年12月	2020年2月

　　一名53岁男性患者于2006年7月成功完成手术，然后接受了化疗。他第一次饮用DDW是在2006年12月，为期6个月。在初始疗程之后，又用了5个疗程，总共持续18个月。2020年最后一次检查结果呈阴性。

乳腺癌

患者年龄	患者性别	确诊日期	低氘水开始日期	最后更新日期
46岁	女	1988年10月	1993年7月	1998年5月

一名46岁女性患者于1988年确诊患有乳腺癌，并于1992年9月初首次证实出现骨转移。在DDW疗程开始之前，检查证实出现癌症恶化。患者疼痛加剧，活动越来越困难。接受DDW治疗后，患者疼痛在一个半月内得到缓解。2个月后的骨闪烁扫描摄影未显示任何先前观察到的多发性小转移。该患者的总体状况持续良好，DDW饮用至1994年1月后中断。4个月后，她的病情明显恶化，疼痛加剧。1994年9月的骨扫描摄影证实出现癌症中度发展。该患者决定继续接受DDW治疗，1995年10月的骨扫描摄影显示与以前相比无进一步转移。疾病恶化速度变得缓慢。在饮用DDW的前几年，患者的生活质量无明显变化。患者于1996年12月因骨转移而发生病理性肱骨骨折，之后必须通过手术加固股骨。肱骨融合后，在1997年夏天，患者体重增加了10 kg，她的疼痛通过药物得到了控制。在前四年的治疗中，身体的任何柔软部位均未发现转移。1997年10月的CT扫描显示存在脑转移。该患者在骨转移后五年半去世，在此期间，她在四年半的时间里都饮用了DDW。

患者年龄	患者性别	确诊日期	低氘水开始日期	最后更新日期
39岁	女	1986年6月	1994年9月	2001年3月

一名39岁女性患者于1986年因核桃大小的乳腺肿瘤首次接受手术。第一次复发发生在1987年。1993年9月首次发现疑似存在

骨转移，却在1994年4月的检查中才得到确诊。在此前一个月，还确诊了肺肿瘤。尽管接受了强化常规治疗，病情仍在恶化，给她应用吗啡控制剧烈疼痛。在低氘水治疗开始后，患者能在几周内停止饮用止痛药物。10月，她鼻子下面的一个肿瘤变平了，体积也变小了。11月的胸部X射线片证实肺转移瘤有所消退。在1995年3月，骨扫描摄影也证实了肿瘤已消退。1996年1月，观察到肺部肿瘤已完全缓解，骨骼中的肿瘤有进一步消退。从1996年11月开始，报告患者头皮下肿瘤存在病情进展。1997年1月，患者的肺部影像显示较清晰，未感觉到疼痛。患者一直饮用DDW到1998年春，随后中断了半年，后从1998年11月继续饮用至1999年年底。该患者在2000年无症状，但在2001年初报告感觉到疼痛。尽管恢复了DDW治疗，她还是于2001年3月去世了。该患者在开始饮用DDW后5年中未出现疼痛。在肿瘤消退期，她的生活质量较高。

患者年龄	患者性别	确诊日期	低氘水开始日期	最后更新日期
48岁	女	1986年7月	1995年8月	2006年2月

一名48岁女性患者于1986年夏天因浸润性小叶癌接受左乳房部分切除术和腋窝阻滞清扫术，腋窝淋巴结也受到影响。手术后，她还接受了放疗，但她拒绝化疗。1990年，给患者切除了左乳房局部转移，并进行了多次放疗。1995年8月，发现一个渗透到整个剩余乳房并附在骨头上的广泛、不可手术的复发病症。此时，根据CMF方案开始进行联合细胞抑制治疗，低氘水治疗也于1995年8月开始。该患者的肿瘤消退率超过50%，甚至在化疗结束后肿瘤仍继续消退。患者从1995年8月至2000年持续饮用DDW，

在此期间无症状。其后，直到2005年，她只偶尔饮用DDW，同时也接受常规治疗。该患者在2006年3月，即确诊后第20年去世。

患者年龄	患者性别	确诊日期	低氘水开始日期	最后更新日期
37岁	女	1993年6月	1996年2月	2004年12月

　　一名37岁女性患者接受了乳腺癌手术，随后接受了放疗。在1995年，骨扫描摄影证实存在转移。化疗从此时开始，于1996年10月结束。该患者在1996年2月至8月期间（由于化疗）不定期饮用DDW。她多次中断治疗，但从1996年8月起一直坚持治疗。从1996年8月至10月，患者的体重增加了3 kg，行走不再需要支撑。在1998年的随访检查中，患者的病情得到稳定，据报告，她的骨骼明显钙化。髋关节的灵活性得到改善，患者能应付剧烈体能活动（如游泳、远足）。她在1996年至2000年间几乎只饮用DDW。但她从2000年开始大幅减少每日摄入量，还曾连续几天不饮用DDW。在2000年9月，患者切除了脑转移瘤，并迅速康复。7个月后进行的MRI扫描呈阴性，与2002年、2003年和2004年的结果相似。此后，未收到关于该患者的任何信息。

患者年龄	患者性别	确诊日期	低氘水开始日期	最后更新日期
54岁	女	1983年6月	1997年3月	2007年9月

　　一位54岁女性患者于1983年接受手术，手术中证实了淋巴结已有转移。1992年，患者癫痫发作后发现了脑转移。患者随后接受了对该转移灶的手术，还接受了化疗和放疗。1996年8月，证实患

者存在肺转移。1997年3月，CT扫描证实肝脏和肾上腺中有转移灶。于是，患者在1997年3月开始接受低氘水治疗。在1997年8月，即DDW疗程开始后5个月，肝脏中的转移瘤停止进展。10月肿瘤有所消退，到1998年6月已完全缓解。1998年10月进行的超声波扫描显示，肝脏和肾上腺肿瘤呈阴性。除肝脏和肾上腺的肿瘤有所消退之外，肺部肿瘤在1997年年底出现了病情进展。患者接受了放疗和化疗。接受治疗后，患者身体状况良好，从1998年4月开始无任何症状。在该年夏天，她咳嗽时有大量白色黏性物质咳出。这是肺癌患者接受低氘水的特征。该患者饮用了DDW 10年。在最后两年里，她减少了每日摄入量。尽管在脑、肺、肝、骨和肾上腺中均存在转移，但该患者活了15年，同时生活质量良好。

患者年龄	患者性别	确诊日期	低氘水开始日期	最后更新日期
44岁	女	2007年6月	2007年12月	2020年2月

　　一名44岁女性患者于2007年6月确诊患有乳腺癌，且在椎骨中有转移灶。她接受了化疗和放疗。该患者在确诊后半年开始饮用DDW。在2009年1月，PET/CT扫描显示骨骼中的肿瘤有所消退，但随后的检查证实存在肿瘤。该患者首先持续饮用DDW 10个月，然后断续饮用DDW 3个月，中断时间在3～6个月，直到2012年。患者的总体状况较稳定，但在DDW治疗中断18个月后检测到病变增长了1 mm。活检证实病变是原发性乳腺肿瘤的骨转移。在癌症轻微进展后，患者又像以前一样多次重复进行DDW疗程。撰写本报告时，距确诊已有13年，期间生活质量良好。

前列腺肿瘤

患者年龄	患者性别	确诊日期	低氘水开始日期	最后更新日期
68岁	男	1992年10月	1992年10月	2003年11月

　　一名68岁男性患者在1992年10月确诊的前列腺癌已不能手术。开始接受DDW治疗后，他的排尿困难在几周内得以消退。他的PSA水平在福至尔治疗开始前有所下降。1个月后，肿瘤变小，可以手术。但该患者（也是一名医生）拒绝了手术。患者饮用了DDW 1年，10年内未出现任何症状。之后，由于骨骼也受到影响，因此椎骨塌陷，卧床不起。他继续饮用DDW后，能够下床并过上优质生活。随后，他的病情恶化，在确诊后11年，于2003年11月去世。

患者年龄	患者性别	确诊日期	低氘水开始日期	最后更新日期
66岁	男	1994年9月	1994年11月	1997年3月

　　一名66岁男性患者确诊为前列腺癌，导致输尿管完全梗阻。在1994年9月，检测到淋巴结转移，该患者的PSA水平为83.4 ng/mL。饮用DDW后，患者的排尿困难得以快速消退。在低氘水开始后2周，患者血液中的PSA水平为0.99 ng/mL。由于认为该测量错误，因此两周后重新进行了测量，显示PSA水平仅为0.6 ng/mL。到1995年3月，PSA水平进一步下降到0.23 ng/mL。1996年6月和1997年1月测得的数值低于检测阈值。该患者首先饮用DDW 9个月，然后在1996年和1997年接受了两到三个月的疗程治疗。此后，未收到关于患者状况的进一步信息。

患者年龄	患者性别	确诊日期	低氘水开始日期	最后更新日期
60岁	男	2002年3月	2003年4月	2018年2月

一名60岁男性患者于2002年3月确诊患有前列腺癌。他的PSA水平超过1 000 ng/mL，且存在广泛骨转移。该患者接受常规治疗仅1年后，在2003年4月开始饮用DDW，PSA降至15 ng/mL。然后，患者在6年内重复进行5～6个月疗程的治疗，中断时间为几个月。3年后，骨同位素检测发现癌症有所消退。该患者在2009年至2015年间重复进行3个月疗程的DDW治疗，中断时间为5～6个月。根据患者的最新信息，在确诊16年后，他的总体状况良好。在过去几年里，他接受常规治疗，同时还接受DDW疗程的辅助治疗。患者的PSA变化如图13-2所示。

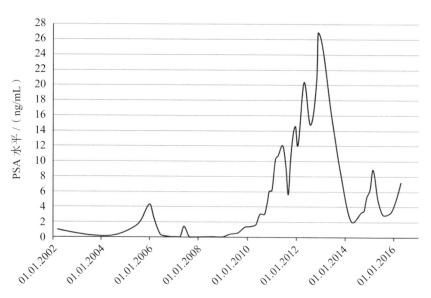

图13-2　2002年诊断为广泛骨转移且PSA水平超过1 000 ng/mL的患者接受常规治疗时的肿瘤标志物水平变化

患者年龄	患者性别	确诊日期	低氘水开始日期	最后更新日期
71岁	男	2005年9月	2005年10月	2011年11月

　　一名71岁男性患者于2005年9月诊断为多发性骨转移，他的PSA水平为540 ng/mL。该患者在确诊后1个月开始饮用DDW。1个月内，PSA水平显著降至9.9 ng/mL。该患者在2005年至2009年重复进行3个月疗程的DDW治疗，中断时间为3～4个月。2007年4月，骨同位素扫描证实癌症有所消退。从2007年年底开始检测到PSA有所增加，这与停止饮用DDW有关，如图所示（见图13-3）。患者于2007年12月完成了DDW疗程的治疗，PSA水平为4.6 ng/mL。到2008年2月，PSA水平上升到11.5 ng/mL。在恢复低氘水饮用后第1个月，PSA水平继续增加，

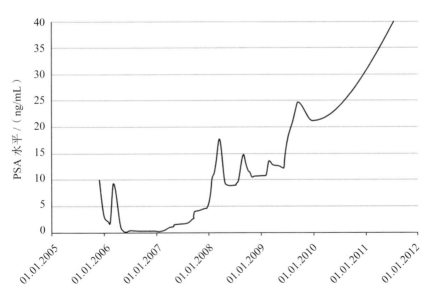

图13-3　2005年诊断为多发性骨转移且PSA水平为540 ng/mL的患者的肿瘤标志物水平变化

达到17.7 ng/mL。4个月后，当患者停止DDW疗程时，PSA水平再次降至9.9 ng/mL。中断结束时，PSA水平上升至14.8 ng/mL，随后在4个月中断期结束时下降至约10 ng/mL。PSA水平稳定在10 ng/mL。该患者于2009年1月停止饮用DDW。随后，PSA水平在2011年1月迅速上升至220 ng/mL。常规治疗成功将PSA水平降至40 ng/mL。根据患者的最新信息，他在2011年年底接受了泰索帝治疗。

头颈部肿瘤

患者年龄	患者性别	确诊日期	低氘水开始日期	最后更新日期
56岁	女	1989年3月	1992年12月	1999年3月

一名56岁女性患者于1989年3月接受舌部肿瘤手术（在手术前一年确诊）。1990年，观察到癌症复发，然后该患者重复接受治疗。1992年年底，当患者开始饮用DDW时，癌症再次复发。随后，肿瘤开始减小。1993年3月的活检未证实存在任何肿瘤组织。该患者在1993年全年饮用DDW，并从1994年1月开始停止用药。此时癌症出现显著进展，并于1994年8月再次接受手术。该患者从1994年6月开始定期饮用DDW。在1997年2月接受了另一次活检，结果呈阳性。增加DDW剂量后，肿块有所减小，肿块质感有所软化。1998年春，癌症显著进展，此时胸部X射线检查证实肺部存在转移。加大低氘水饮用剂量后，患者咳出黏性痰。其口腔内的肿瘤有所软化，食道旁的实体瘤有所减小，耳朵附近的肿瘤敏感度也有所降低。患者又活了1年，于1999年春去世。自从第一次手术以来，总共过去了10年，尽管在她未饮用DDW的前3年中疾病多次（3次）复发。

患者年龄	患者性别	确诊日期	低氘水开始日期	最后更新日期
63岁	女	1992年6月	1993年7月	2002年12月

　　一名63岁女性患者到1993年6月，因复发性口腔癌接受了三次手术。然后，由于她不同意接受部分下颌骨切除术，她接受了全剂量照射治疗。此时，她开始饮用DDW。到1993年8月，其舌下病变痊愈，下巴上的肿瘤有所软化。到9月，她脖子上的肿块有所消退，在10月，肿瘤已不可见。直到1997年9月才发生具有重要医学意义的事件，此时她的口腔中有一处难愈性伤口。该患者从1997年11月开始接受了两次化疗。未接受第三次治疗，因为伤口已完全愈合。该患者继续饮用DDW，同时拥有良好生活质量和良好身体状况。该患者于2002年12月去世，享年72岁，当时她生活质量优良。

结肠直肠癌

患者年龄	患者性别	确诊日期	低氘水开始日期	最后更新日期
55岁	男	2006年12月	2007年1月	2007年4月

　　一名55岁男性患者经诊断，其结肠周围有一个8 cm长、1.5 cm厚的肿瘤。肿瘤护理小组会议首次建议手术成功后进行放疗。患者在放疗前开始饮用DDW，并在放疗期间继续饮用。4个月后，证实癌症已完全消退。这一观察结果与前述结果一致，显示DDW和放疗有协同效应。

患者年龄	患者性别	确诊日期	低氘水开始日期	最后更新日期
66岁	男	1998年3月	2019年5月	2015年2月

一名66岁男性患者有息肉病家族史，这显著增加了结肠癌形成的风险。患者的第一次手术于1998年3月进行，随后于2000年10月接受另一次手术，在2001年4月又接受一次手术。该患者从2001年5月第三次手术后开始饮用DDW。在接下来的10年里，他重复进行DDW疗程13次，总共持续46个月。该疾病在2001年后无复发。据关于患者状况的最新信息报告，患者在2015年无任何症状。

卵巢癌

患者年龄	患者性别	确诊日期	低氘水开始日期	最后更新日期
52岁	女	1995年7月	1996年4月	2014年4月

一名52岁女性患者于1995年夏确诊患有卵巢癌，且经证实为高分化腺癌。子宫和网膜也受到了影响。手术后，患者接受了8种药物化疗（卡铂、顺铂），这些治疗于1996年3月结束。化疗结束后，该患者饮用了DDW两年。根据最新状况信息，她在2014年确诊后的18年内，总体状况良好。

宫颈癌

患者年龄	患者性别	确诊日期	低氘水开始日期	最后更新日期
49岁	女	1993年11月	1993年11月	1995年7月

一名49岁女性患者于1993年11月确诊患有附着于卵巢的不能手术的宫颈肿瘤。从1994年3月开始饮用DDW（90 ppm）后，患者的病情逐渐好转。她的体重不断增加，5月份的检查显示宫颈口周围无任何肿瘤迹象。患者先前的肠狭窄在6月份消失，其

总体状况良好。在1994年11月，她转而饮用浓度较低的DDW（135 ppm）。4个月后，一次检查证实出现癌症恶化。在接下来的5个月内，患者状况不断变化。在此期间，她饮用的DDW剂量低于建议剂量，据报告，她的病情逐渐恶化。

恶性黑色素瘤

患者年龄	患者性别	确诊日期	低氘水开始日期	最后更新日期
51岁	男	1994年7月	1994年11月	1999年3月

一名51岁男性患者于1994年7月切除了源于腹部左侧胎记的Clark Ⅲ级黑色素瘤。在同年8月，接受了左腋窝阻滞清扫术。该患者接受了DTIC和干扰素治疗。患者从上述日期开始饮用DDW。他在1995年、1996年和1997年无症状。在此期间，仅接受一次手术，在1996年5月，切除了一个已经一年半未生长的淋巴结。切除的淋巴结的微观描述包括"……肿块的主要部分是肿瘤组织的独立但相互联系的区域……经常能观察到分裂细胞。在肿瘤组织中观察到坏死区域。肿瘤周围有一层厚厚的包膜。在检查的切片中，未观察到肿瘤向脂肪组织浸润。"

患者从1998年初开始饮用DDW，三年多后停止饮用。一个半月后，在患者的胸部观察到一个肿块。该患者未继续饮用DDW，于1999年3月去世。

患者年龄	患者性别	确诊日期	低氘水开始日期	最后更新日期
46岁	男	1991年10月	1994年10月	2020年3月

一名46岁男性患者于1991年首次接受恶性黑色素瘤手术。在

1992年4月，切除了腋窝淋巴结，随后在1994年春又接受了一次手术。该患者随后接受了DTIC治疗。到同年秋天，检测到他的一只耳朵后面和肝脏中存在转移灶。然后，他接受了Intron-A治疗。在DDW疗程开始后一个月（1994年11月），CT扫描显示先前观察到的肝转移已不可见。两个转移瘤的大小有所减小，一个未变。其他检查（分别在1996年3月、6月和12月，1997年2月和12月，以及1998年2月）显示肝转移逐渐消退。摘自1999年4月的CT扫描摘要："全面检查未发现先前描述的微小剩余病变。CT扫描显示肝脏中无界限分明的结构。"从1994年开始，该患者仅饮用DDW，持续八年，其中有一次中断。从那以后，他的每日摄入量为0.5 L（在2020年春写本书时也是如此）。在饮用DDW的25年内，患者未出现与疾病相关的症状。

肝癌

患者年龄	患者性别	确诊日期	低氘水开始日期	最后更新日期
66岁	男	1985年6月	1994年11月	1995年12月

一名66岁男性患者于1985年确诊患有源于肝脏结缔组织的恶性肿瘤。在低氘水治疗开始时，接受了一系列手术用于减小肿瘤大小，还接受了一次手术用于切断流向肿瘤的血流。在1994年5月，因肿瘤相关的胃出血接受了胃部分切除术，并通过手术将肠与胃连接起来。患者曾因梗阻性黄疸而失去意识，且血糖水平骤降。在1994年10月，他因病情严重恶化而住院。11月的超声波扫描显示有一个17×21 cm的肿瘤。饮用DDW后，患者的食欲有所改善，体重增加了3 kg，又可以走动了。在11月下旬，他可以出院了。检测证明他的黄疸得到改善，并且因肿瘤而升高的酶水平有所降低。

在1995年2月，超声扫描检测到一个16×14 cm的肿瘤。经过一年DDW治疗后，黄疸已几乎无法检测到。先前黏土色粪便再次变正常这一事实证明了胆汁流量的改善。之后患者的病情明显恶化，并在11月下旬和12月出现尿路梗阻。随后，他再也无法饮用DDW，于1995年12月27日去世。从1994年11月开始，患者状况的显著改善仅归功于DDW，因为患者当时未接受其他治疗。

I 级星形细胞瘤

患者年龄	患者性别	确诊日期	低氘水开始日期	最后更新日期
12岁	女	2000年4月	2000年8月	2018年5月

一名12岁女孩确诊为I级星形细胞瘤，肿瘤细胞占据了大部分椎管。常规疗法不适合治疗该疾病。该患者定期饮用DDW八年，并在接下来的六年中重复进行DDW疗程。2010年的MRI扫描显示，与2002年的扫描相比，肿瘤缩小了两厘米。从2014年年底开始，该患者不再饮用DDW。她的病情不需要进一步检查。到2015年，患者大学毕业，且2018年检查显示无肿瘤。

III 级星形细胞瘤

患者年龄	患者性别	确诊日期	低氘水开始日期	最后更新日期
29岁	男	1991年6月	1995年3月	2001年6月

一名29岁男性患者在1991年癫痫发作后确诊患有脑瘤。在1994年做手术前，通过药物控制癫痫发作。该患者连续44个月饮用DDW（同时将浓度从90 ppm降至62 ppm）。在此期间，最初频繁和严重的癫痫发作逐渐好转，仅偶尔发作。在1998年，患者数

周内无癫痫发作，即使偶尔发作也不如以前严重。从1999年3月开始，4年后，DDW的浓度从之前的62 ppm增至100 ppm。1个月后，患者出现头痛，病情迅速恶化。MRI扫描证实存在拳头大小的肿瘤和囊肿。增加DDW的剂量无法阻止肿瘤生长。但患者的手术很成功，四个月后可以出院。

该患者的病例是一个很好的例子，说明DDW对肿瘤生长的抑制作用很重要。DDW剂量足以维持42个月，即使在4年后也不需要减少或增加氘浓度。患者在第二次手术后2个月内复发，并于2001年去世。

胶质母细胞瘤

患者年龄	患者性别	确诊日期	低氘水开始日期	最后更新日期
44岁	男	1995年8月	1995年12月	1997年11月

一名44岁男性患者于1995年8月接受左侧颞顶胶质母细胞瘤手术。手术后，他接受了放疗。该患者于1995年12月开始饮用DDW。半年后，在1996年1月，CT扫描显示手术区存在轻度环状结构生长。在1996年4月，随着轻度复发肿瘤进展，观察到不均匀强化。在1996年10月，CT扫描诊断增加了直径为一厘米的实体瘤复发的可能性。在1997年4月，颞顶肿瘤直径约3 cm，占据更多空间。1997年患者开始接受BCNU化疗。2年后，该患者于1997年11月去世。

患者年龄	患者性别	确诊日期	低氘水开始日期	最后更新日期
54岁	女	2014年9月	2014年10月	2018年10月

一名54岁女性患者于2014年9月确诊为脑癌，经鉴定，为胶

质母细胞瘤。患者接受了手术，并接受了6周放疗和替莫唑胺治疗。术后3周，在放疗前，患者开始饮用DDW。她饮用85 ppm DDW一年后改用65 ppm DDW。根据2018年的更新信息，所有检查结果均为阴性。

多发性神经纤维瘤

患者年龄	患者性别	确诊日期	低氘水开始日期	最后更新日期
12岁	女	1994年8月	1996年1月	2007年11月

一名12岁女孩因多发性神经纤维瘤导致双眼黑蒙而接受视神经胶质瘤治疗。在1994年8月，她的潜在疾病引发多发性中枢神经系统病变，表现为听力、面部、动眼神经和外展神经轻瘫。此外，下肢和上肢均已瘫痪。给她进行了卡铂/VP-16化疗，并使用MRI来评估有效性。结果显示肿瘤出现显著增长并恶化。随后，患者未接受任何常规治疗。该患者于1996年1月开始饮用DDW。开始时，她只饮用Vitaqua（130 ppm），后来她改用85 ppm DDW。1996年11月的MRI扫描观察到肿块明显缩小。确认癌症有所消退。饮用DDW后，患者的语言能力不断提高。从1996年秋开始，她的行动能力也逐渐提高。1997年1月，她可以在无支撑的情况下行走。1997年8月，肿瘤缩小到前一年11月的一半大小。1998年12月的MRI扫描也未显示肿瘤进展。根据2007年的最新消息，该患者后来在家接受教育，总体状况良好。

骨髓瘤

患者年龄	患者性别	确诊日期	低氘水开始日期	最后更新日期
65岁	男	1994年9月	1994年10月	1998年12月

一名65岁男性患者于1994年9月确诊为多发性骨髓瘤。在此之前，他曾有过一次病理性肋骨骨折。患者在DDW疗程前2个月接受了化疗。到1995年1月，在饮用DDW两个月后，患者体重增加了5 kg。3月，血清蛋白电泳生化指标显著改善。2个月后，未检测到任何病理性变化。该患者在7月接受了最后一次系列性治疗。1995年9月，根据电泳检测和血常规，血清水平在正常范围内（即使在1996年，血常规也无异常）。次年4月份的骨闪烁扫描摄影显示也无任何异常，9月份的检查结果呈阴性。该患者于1996年10月泡热浴。住院结束时，他感到肋骨间不适和疼痛。在1996年11月开始另一项治疗。在1997年3月发现胸骨上有一个相当大的肿瘤，到5月时肿瘤消退，在8月又复发。同时，在胸椎间隙观察到转移。该患者在常规治疗期间饮用DDW，中间有过中断，又存活两年多。此患者于确诊后四年半去世。有理由断定，他的肿瘤在热浴期间开始恶化。

急性骨髓性白血病（AML）

患者年龄	患者性别	确诊日期	低氘水开始日期	最后更新日期
26岁	男	1994年6月	1995年1月	2008年12月

一名26岁男性患者在1992年9月发烧后确诊患有淋巴结肿大。根据组织学诊断为霍奇金淋巴瘤，该患者接受了ABDV治疗，并从1994年2月开始接受COPP治疗。1994年6月，骨髓活检确诊其患有AML M4，1994年10月经三轮治疗后拒绝继续化疗。1995年1月3日和1月10日的血常规显示外周血中胚细胞增多。该患者于1995年1月10日开始饮用DDW，1月31日的血常规显示无胚样细胞。该患者饮用DDW直至1997年3月，所有检查结果均呈阴性。

从1998年1月开始，为安全起见，他连续数月饮用DDW。在2008年，即确诊后16年，患者的总体状况良好。

患者年龄	患者性别	确诊日期	低氘水开始日期	最后更新日期
32岁	女	2006年11月	2006年12月	2020年3月

一名32岁女性患者于2006年11月确诊为AML。骨髓检测证实浸润率为60%。该患者在确诊后1周开始饮用DDW，同时接受化疗。2006年11月至2007年1月接受常规疗法。此后，该患者拒绝接受进一步化疗。由于低氘水和化疗的作用，在诊断后5周未检测到胚样细胞。4个月后的骨髓象检查未见潜在异常。患者首先饮用DDW 9个月，逐渐降低氘浓度，从85 ppm降至65 ppm，最后降至45 ppm。随后，在中断4周后，她又饮用DDW 4个月，同时每隔三周将氘浓度从105 ppm降至25 ppm。由于在中断或饮用DDW期间无复发，中断时间应分别延长至2、4、6、12个月。直到2011年初，该患者接受了3～4个月的DDW疗程治疗。根据最新状况信息，该患者在诊断后14年的身体总体状况良好。

慢性淋巴细胞白血病（CLL）

患者年龄	患者性别	确诊日期	低氘水开始日期	最后更新日期
64岁	男	1995年10月	1996年1月	1999年10月

一名64岁男性患者于1992年确诊患有B细胞CLL。从1995年年底开始，他的白细胞计数增加。观察到日益严重的贫血和血小板减少症。对此采用红细胞和血小板对症治疗。CT扫描显示两个肺尖均存在阴影。纵隔内可见1.5～2 cm的多个淋巴结。扫描显示肝

脏和脾脏肿大，肠系膜淋巴结部分汇合。尽管接受了常规治疗，肿瘤仍有进展。患者身体虚弱，卧床不起，体重持续下降。他从1996年1月开始饮用DDW。然后，在接下来的两个月里，他的输血次数减少。后来，根据他的血常规指标，不再输血。他的总体状况有所改善，4个月后，颈部淋巴结肿大已不能触及。到同年年底，患者出现下腹部不适，随后于1997年1月接受手术（切除了多个可触及淋巴结）。1998年春，该患者再次确诊为腋窝淋巴结肿大，此后他饮用了3个月DDW。1年后，到1999年5月，患者体重增加了80 kg，已触及不到淋巴结肿大，总体健康状况良好。该患者于1999年年底因肺炎去世。

患者年龄	患者性别	确诊日期	低氘水开始日期	最后更新日期
41岁	男	2006年2月	2006年2月	2020年3月

一名41岁男性患者于2006年2月确诊CLL。除了白细胞计数较高（16 000）以外，患者的颈部有一个相当大的淋巴结，他的脾脏大小是正常人的两倍。超声波扫描显示腹部有一个9 cm长的淋巴结团块。该患者在确诊后立即开始饮用DDW。他的白细胞计数恢复正常（降至10 000以下），淋巴结也明显减少。开始时，患者饮用DDW超过3年。在此期间，他的脾脏大小回到正常范围。腹部淋巴结团块缩小，颈部淋巴结几乎完全消退。低氘水治疗中断期间，癌症稍有进展，饮用DDW成功阻止肿瘤的进展。连续饮用DDW几年后，患者在14年中持续饮用为期数月的DDW疗程共12次。直到撰写本报告时，他还不需要化疗，也没有任何异常症状和不适。

第十四章　关于确定低氘水剂量的建议

 对健康人群预防癌症、增强体质的建议

如果我们按年龄分析癌症病例，很明显，40岁以后癌症病例激增（见第一章图1-1）。就低氘水疗法的预防性使用而言，考虑到年龄和其他风险因素，把现在没有和从未患任何癌症的健康人群分为两组。因此，DDW的使用有两个方案。对于每个方案，可以使用4个参数来提高其有效性，4个参数如下：

（1）DDW的氘浓度。

（2）DDW的饮用时长。

（3）DDW的每日摄入量。

（4）重复饮用DDW疗程的频率（这一点最为重要）。

两种方案的基本区别是使用不同的参数。

H/1方案

该方案适用于风险较低，无明显遗传易感性（风险）、家族史、不良生活方式因素（吸烟、肥胖、职业风险等）的40或50岁以下人群。

这些患癌症的风险最低。不吸烟、饮食健康、体重正常、不接触致癌物质和有害辐射、无确诊癌症家族史的人属于该组。对于该组人员，我们建议每隔两到三年重复进行为期三到四个月的DDW治疗方案，建议的氘浓度为125 ppm或105 ppm。

建议的氘浓度	建议的每日摄入量	建议的治疗持续时间
125 ppm或105 ppm	1.5～2.0 L	3～4个月

H/2方案

该方案适用于50岁以上人群和（或）属于一个或多个因素的高风险群体（不考虑年龄）。

这些人群具有癌症遗传易感性，生活在受污染的城市或工业区，面临职业风险，或因其生活方式（吸烟、饮酒、不健康饮食、肥胖、压力等）而处于危险中。这些患者患癌症的风险更大。对于这类人群，建议每隔1～2年重复进行为期四个月的DDW治疗。建议的氘浓度为125 ppm或105 ppm。

建议的氘浓度	建议的每日摄入量	建议的治疗持续时间
125 ppm或105 ppm	1.5～2.0 L	4个月

 ## 对尚未诊断出癌症，但已接受疑似癌症检查者的建议

P/D方案

这类人群包括其症状疑似癌症并且目前正在接受诊断检查的个体。如果癌症后来得到确诊，在开始常规治疗之前，在检查过程中饮用低氘水是一种即时、安全的预防方案。如果呈阴性，建议接受为期4个月或更长的DDW治疗，具体取决于癌症阶段和癌症诊断时使用的常规治疗方法。建议的氘浓度为105 ppm或85 ppm。

建议的氘浓度	建议的每日摄入量	建议的治疗持续时间
105 ppm 或 85 ppm	1.5 ～ 2.0 L	直到确诊并接受常规治疗，或在结果呈阴性时接受4个月治疗

 ## 对癌症患者的建议

有效的肿瘤治疗必须满足两个主要期望：① 必须确保患者无宏观癌症状态；② 必须尽量长时间维持无宏观癌症状态。癌症相关引起的死亡的一个主要原因是目前可用的肿瘤学方案均不符合这些期望。在理想情况下，有可能达到无癌状态。然而，复发率仍然很高，我们无法确保患者进入完全无癌状态。癌症的阶段和多样性以及常规治疗的可能组合将带来多方面的挑战。以下是一些可能有助于给出正确答案的建议。不管患者处于癌症的哪个阶段，将低氘水纳入治疗方案可帮助实现无癌状态，并且尽量长时间维持该状态。但治疗结果的确认仍需要进一步的临床研究和试验来验证。

 ## 对已康复患者预防癌症复发的建议

治疗成功且无癌症状态的患者可分为两组。第一组的治疗方案不包括饮用低氘水的那些患者。第二组为通过DDW治疗达到无癌状态的患者。第一组可根据患者达到无癌状态的时间再分为最近或几年前两个亚组。鉴于上述考虑，详述如下建议。

对采用常规疗法达到无癌状态的患者预防复发的建议

C/R/1方案

此类患者的癌症经常规治疗后已消失1～2年，自诊断和治疗以来，癌症未复发，且患者无症状。

此类患者可根据特定患者的复发风险分成更多亚组。然而，绝对确定这种复发风险几乎不可能，而且这些考虑是基于复发的最坏可能。对于一个预后良好的患者而言，要遵从这样的建议似乎有些过分，但最重要的目标是完全康复。建议饮用的氘浓度为105 ppm、85 ppm和65 ppm。

建议的氘浓度	建议的每日摄入量	建议的治疗持续时间
105 ppm	1.5～2.0 L	1.5～2个月
85 ppm	1.5～2.0 L	1.5～2个月
65 ppm	1.5～2.0 L	1～2个月

暂停2～4个月

建议的氘浓度	建议的每日摄入量	建议的治疗持续时间
105 ppm	1.5～2.0 L	1.5～2个月
85 ppm	1.5～2.0 L	1.5～2个月
65 ppm	1.5～2.0 L	1～2个月

暂停5 ～ 6个月

建议的氘浓度	建议的每日摄入量	建议的治疗持续时间
105 ppm	1.5 ～ 2.0 L	1.5 ～ 2个月
85 ppm	1.5 ～ 2.0 L	1.5 ～ 2个月
65 ppm	1.5 ～ 2.0 L	1 ～ 2个月

暂停8 ～ 10个月

建议的氘浓度	建议的每日摄入量	建议的治疗持续时间
105 ppm	1.5 ～ 2.0 L	2个月
85 ppm	1.5 ～ 2.0 L	2个月
65 ppm	1.5 ～ 2.0 L	1 ～ 2个月

每年重复为期2个月的DDW-105疗程和DDW-85疗程，持续治疗2 ～ 3年。

C/R/2方案

自常规治疗结束以来，这类患者的癌症已消失至少3 ～ 4年。自从该疾病确诊和治疗成功以来，无复发，患者无症状。建议饮用的氘浓度为105 ppm、85 ppm和65 ppm。

建议的氘浓度	建议的每日摄入量	建议的治疗持续时间
105 ppm	1.5 ～ 2.0 L	1.5 ～ 2个月
85 ppm	1.5 ～ 2.0 L	1.5 ～ 2个月
65 ppm	1.5 ～ 2.0 L	1 ～ 2个月

暂停 10 ～ 12 个月

建议的氘浓度	建议的每日摄入量	建议的治疗持续时间
105 ppm	1.5 ～ 2.0 L	2 个月
85 ppm	1.5 ～ 2.0 L	2 个月
65 ppm	1.5 ～ 2.0 L	1 ～ 2 个月

每年重复为期 2 个月的 DDW-105 疗程和 DDW-85 疗程，持续治疗 2 ～ 3 年。

对辅助饮用低氘水疗法以防复发的过程中癌症已经消失的患者的建议

C/R/3 方案

这类患者包括了接受常规治疗同时饮用了低氘水的患者，并且低氘水的氘浓度已分步骤降低。考虑到常规治疗的多样性、它们的组合以及癌症类型的不同敏感性，提出了一个一般性建议。在常规处理与 DDW 结合的同时，还描述了细节和注意事项。在达到无癌状态以后，建议遵循 C/R/3 方案。

建议的氘浓度	建议的每日摄入量	建议的治疗持续时间
缓解时的氘水平	1.5 ～ 2.0 L	2 ～ 3 个月
氘浓度降低 20 ppm	1.5 ～ 2.0 L	2 个月
氘浓度再降低 20 ppm	1.5 ～ 2.0 L	2 个月

如果在缓解时无法进一步降低氘浓度，建议继续接受为期4～6个月的最低水平的低氘水，然后在中断2～3个月后使用C/R/1方案。

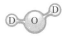 基于常规治疗对癌症患者实现无癌状态的建议

即将接受手术的患者
C/C/Op方案

此类患者包括在诊断时有外科手术指征的患者。建议使用的氘浓度为105 ppm或85 ppm。

建议的氘浓度	建议的每日摄入量	建议的治疗持续时间
105 ppm	1.5～2.0 L	直到手术那天
氘含量正常的水	1.5～2.0 L	术后5～7天
105 ppm或85 ppm	1.5～2.0 L	2个月，术前氘浓度

建议在手术成功后且处于无癌状态时采用C/R/1方案。建议使用的氘浓度为105 ppm或85 ppm。

接受化疗的不可手术患者
1/C/C/Chem方案

许多患者在确诊时不具备动手术的条件。对于这些病例的一种方案是提供化疗前治疗，其目的是实现可手术性。因此建议采用以下方案。低氘水可从105 ppm或85 ppm的氘浓度开始。

建议的氘浓度	建议的每日摄入量	建议的治疗持续时间
105 ppm 或 85 ppm	1.5 ～ 2.0 L	持续治疗2～3个月，直到第一次检测
105 ppm 或 85 ppm	1.5 ～ 2.0 L	如果随访检查证实癌症有所消退，则再持续治疗2～3个月
85 ppm 或 65 ppm	1.5 ～ 2.0 L	如果随访检查未证实有任何改善，但治疗仍在进行中，则再持续治疗2～3个月
85 ppm 或 65 ppm	1.5 ～ 2.0 L	如果随访医学检查显示癌症持续消退或患者的状况稳定，则再持续治疗2～3个月
65 ppm 或 45 ppm	1.5 ～ 2.0 L	如果随访医学检查显示癌症持续消退或患者的状况稳定，则再持续治疗2～3个月
45 ppm	1.5 ～ 2.0 L	如果随访医学检查显示癌症持续消退或患者的状况稳定，则再持续治疗2～3个月
25 ppm	1.5 ～ 2.0 L	如果随访医学检查显示癌症持续消退或患者的状况稳定，则再持续治疗2～3个月

　　在连续饮用DDW 10～12个月后，建议中断1～2个月（如果尚未达到无癌状态）。中断后，可开始接受另一个氘浓度为105 ppm 或85 ppm 疗程的治疗。

手术成功后，患者接受术后护理和辅助化疗

2/C/C/Chem方案

对于一些手术成功的患者，使用辅助化疗可增加无进展期的持续时间并防止癌症复发。在某些情况下，手术情况、肿瘤的类型、肿瘤大小和病理学特征决定患者的康复。在整个或部分化疗期间不饮用低氘水情况下，DDW仅用于化疗最后阶段。如果手术后预后仍然不佳，则与以下方案不同的是，在整个化疗期间建议使用DDW-105。

建议的氘浓度	建议的每日摄入量	建议的治疗时间
正常	1.5 ～ 2.0 L	在整个化疗期间，或直到最后1 ～ 2次治疗
105 ppm	1.5 ～ 2.0 L	完成化疗后，或与最后1 ～ 2次治疗同时进行
105 ppm	1.5 ～ 2.0 L	在最后一次化疗后持续治疗2个月
85 ppm	1.5 ～ 2.0 L	2个月
65 ppm	1.5 ～ 2.0 L	2个月

暂停3 ～ 4个月

建议的氘浓度	建议的每日摄入量	建议的治疗时间
105 ppm	1.5 ～ 2.0 L	2个月
85 ppm	1.5 ～ 2.0 L	2个月
65 ppm	1.5 ～ 2.0 L	1.5 ～ 2个月

暂停5～6个月

建议的氘浓度	建议的每日摄入量	建议的治疗时间
105 ppm	1.5～2.0 L	2个月
85 ppm	1.5～2.0 L	2个月
65 ppm	1.5～2.0 L	1.5～2个月

暂停8～10个月

建议的氘浓度	建议的每日摄入量	建议的治疗时间
105 ppm	1.5～2.0 L	2个月
85 ppm	1.5～2.0 L	2个月

每年重复为期2个月的DDW-105疗程和DDW-85疗程，持续治疗2～3年。

对适合Stupp方案的胶质母细胞瘤患者的建议

3/C/C/Chem方案

患者通常接受放疗，并服用替莫唑胺，但对于大多数患者而言，手术切除肿瘤有时不令人满意。建议患者采用下列方案：

建议的氘浓度	建议的每日摄入量	建议的治疗时间
85 ppm	1.5～2.0 L	在最后一次放疗后1～2周，在服用替莫唑胺的同时接受6周放疗
65 ppm	1.5～2.0 L	2～3个月

（续 表）

建议的氘浓度	建议的每日摄入量	建议的治疗时间
45 ppm	1.5 ～ 2.0 L	2 ～ 3 个月
25 ppm	1.5 ～ 2.0 L	5 ～ 6 个月
正常	1.5 ～ 2.0 L	1 ～ 3 个月
85 ppm	1.5 ～ 2.0 L	随访检查证实癌症正在消退，或者如果患者的状况稳定，则每隔 2 个月将浓度减少 20 ppm 如果存在疾病恶化现象，则每月将浓度减少 20 ppm

不能手术的肿瘤患者，接受激素治疗
C/C/Horm 方案

建议的氘浓度	建议的每日摄入量	建议的治疗时间
105 ppm 或 85 ppm	1.5 ～ 2.0 L	在激素治疗期间持续治疗 2 ～ 3 个月，直到第一次随访检查
105 ppm 或 85 ppm	1.5 ～ 2.0 L	如果随访检查证实癌症有所消退，则再持续治疗 2 ～ 3 个月
85 ppm 或 65 ppm	1.5 ～ 2.0 L	如果随访检查未证实癌症有所消退，则持续治疗 2 ～ 3 个月
85 ppm 或 65 ppm	1.5 ～ 2.0 L	如果随访检查证实癌症持续消退，或如果疾病停滞，则持续治疗 2 ～ 3 个月
65 ppm 或 45 ppm	1.5 ～ 2.0 L	如果随访检查证实癌症持续消退，或如果疾病停滞，则持续治疗 2 ～ 3 个月
正常	1.5 ～ 2.0 L	如果随访检查证实肿瘤标志物水平在 3 个月内转移到正常范围，则持续治疗 2 ～ 3 个月

（续　表）

建议的氘浓度	建议的每日摄入量	建议的治疗时间
105 ppm	1.5 ～ 2.0 L	如果随访检查证实患者在DDW中断期间持续2 ～ 3个月处于稳定状况，无癌症进展，则持续治疗2 ～ 3个月；开始另一个DDW疗程时，激素治疗可同时中断
85 ppm	1.5 ～ 2.0 L	如果随访检查显示无变化，则持续治疗2 ～ 3个月
65 ppm	1.5 ～ 2.0 L	如果随访检查显示无变化，则持续治疗2 ～ 3个月
正常	1.5 ～ 2.0 L	如果随访检查证实肿瘤标志物水平在正常范围内，或中断期延长2 ～ 3个月，或停止激素治疗，或恢复使用DDW一段时间，但不接受激素治疗，则持续治疗2 ～ 3个月

建议的氘浓度	建议的每日摄入量	建议的治疗时间
105 ppm	1.5 ～ 2.0 L	如果随访检查证实患者状况稳定，无癌症进展，激素治疗可能会在开始新的DDW疗程治疗时中断
85 ppm	1.5 ～ 2.0 L	如果随访检查显示无变化，则持续治疗2 ～ 3个月
65 ppm	1.5 ～ 2.0 L	如果随访检查显示无变化，则持续治疗2 ～ 3个月

　　在最佳情况下，建议重复上述周期。DDW补充饮用时可暂时中断激素治疗，防止或减轻对激素的耐药性。暂时停止饮用DDW可防止对DDW的耐药性。当停止饮用DDW时，可重新开始激素治疗以

防疾病进展，或者，如果患者的状况允许，他们可以免于激素治疗。在中断两到三个月之后，可开始另一个饮用低氘水的循环周期。

患者接受放疗

C/C/Radther方案

在一些新诊断的不可手术病例中，在癌症消退后，使用放疗使患者达到可手术的状态。使用以下方案可显著提高放疗的疗效，并增加可手术的概率。

建议的氘浓度	建议的每日摄入量	建议的治疗时间
105 ppm*	1.5 ～ 2.0 L	在放疗之前，如有可能，在整个放疗期间
105 ppm	1.5 ～ 2.0 L	对于为期5 ～ 6周的放疗，在最后一次照射后持续治疗4 ～ 5周，如果放疗时间较短，则在最后一次照射后持续相应较短的时间
85 ppm	1.5 ～ 2.0 L	2 ～ 3个月
65 ppm	1.5 ～ 2.0 L	2个月

＊对于胶质母细胞瘤，治疗从85 ppm开始。

手术成功并达到无癌状态后，继续采用C/R/1方案治疗。这不适用于接受胶质母细胞瘤手术的患者（参见下节"特别建议"）。

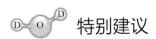 **特别建议**

胃癌是一种即使在晚期也对低氘水治疗有反应的癌症。其主要

原因是饮用DDW可能有助于显著降低肿瘤组织周围的氘浓度。这意味着取决于氘浓度，例如当饮用DDW-105时，肿瘤组织和DDW之间的氘浓度差为40～45 ppm。这种显著差异会对肿瘤细胞产生猛烈冲击，可能导致轻微出血。因此，在治疗胃癌时，应监测粪便和血常规，以便在出现大量失血时尽早干预。对于这种癌症，建议减少饮用低氘水的剂量并提高氘浓度，将105 ppm恢复到125 ppm。

对于胃癌患者，特别建议，除了饮用一杯之外，在一天中应小啜饮用DDW，确保胃中持续存在新鲜的低氘水。

对于口腔癌，低氘水和癌症治疗有着类似的直接关系和效果。建议患者在摄入DDW前，先将低氘水在口中含几分钟。这是为了确保延长因局部氘浓度降低的有效时间，并让DDW保持与受肿瘤影响的区域直接接触。

一名46岁男性患者于1991年确诊患有黑色素瘤并发生肝转移，详见《通过病例研究证明低氘水疗法的有效性》一章。在撰写本书时，该患者已持续饮用DDW达24年之久。在此期间，转移癌已完全消退，患者无任何与肿瘤相关的症状。但有一个相反案例，一名患者在1995年接受黑色素瘤手术，但未确诊存在转移。该患者饮用DDW两年半，且从未重复该疗程。六年后确诊其脾脏和肝脏中有转移癌。治疗已无法阻止疾病进展，该患者在半年后去世。黑色素瘤是一种癌症，必须持续多年重复进行DDW疗程。

对于中枢神经系统癌症而言，低氘水在为患者做手术准备方面可能具有重要作用。对脑瘤手术时，医生经常会面临这样的问题：即使明显应切除更大的区域消除肿瘤，但这样的手术干预也会影响至关重要的区域。对这些重要区域的损伤可能会危及患者的生命，手术的代价只能是实质性和永久性损伤。对于其他癌症，即使饮

用DDW仅数周，也可显著提高可手术性。对于中枢神经系统肿瘤
（前提是患者的状况允许），建议在连续医疗监督下饮用DDW，即
使仅饮用数月。这样做可让外科医生切除更小的与周围环境分离的
肿瘤。这样可减少剩余肿瘤块，并使要切除的区域最小化。DDW
疗法与常规的后期治疗方案联合使用可有助于防止癌症复发。

　　预后最差的中枢神经系统癌症类型之一是胶质母细胞瘤。对于
这种癌症，仅数月无疾病恶化是最好的结果，并可用手术、放疗和
药物治疗。评估来自接受低氘水治疗的胶质母细胞瘤患者的数据，
很明显该组患者的预期寿命是单独接受常规治疗的患者的三倍，说
明低氘水具有进一步提高癌症治疗疗效的潜力。

第十五章 针对代谢紊乱患者的建议（M方案）

在研究的初始阶段，我们惊奇地发现糖尿病患者的血糖水平因DDW疗程（因癌症而采用）而下降。这一发现促使我们从事动物试验。对大鼠的检测证实，氘浓度变化，加上胰岛素的作用，对新陈代谢有显著影响。实验过程中有一项重要发现：与癌症常规治疗经验相反，导致血糖水平降低最显著的并不是最低氘水浓度，而是125～135 ppm的氘浓度，该浓度仅比自然氘浓度低15～25 ppm。在临床前试验成功后，二期临床试验证实，使身体氘水平降低15～25 ppm会降低空腹血糖水平和胰岛素抗性。在50%的患者中，检测到胰岛素浓度显著降低，这表明与血糖水平呈正相关关系[44, 63, 74]。

M方案

建议的氘浓度	建议的每日摄入量	建议的治疗持续时间
125 ppm 或 105 ppm	1.5～2.0 L	3～4个月
125 ppm 或 105 ppm	0.5～1.0 L	持续
正常	1.5～2.0 L	直到血糖水平再次开始恶化，这时可重复先前的疗程

第十六章 对运动员和健康人群的建议，用于提高体能

健康人群饮用125 ppm或105 ppm的低氘水后的反馈显示他们的身体耐力有所提高。他们能够进行更长时间的体能活动，并在体力消耗后恢复得更快。这一经验用于启动一项运动医学研究，旨在调查低氘水如何影响体能活动期间的体能和代谢过程（例如，糖的代谢和pH平衡）。在这项研究中，5名赛艇运动员饮用一般的水，而另外7名运动员饮用含105 ppm的低氘水，持续44天。在研究前，所有运动员都接受了体能测试，这些测试在44天后研究结束时重复进行。体能测试包括以递增负荷跑4×1 500 m（T1～T4），中间休息两分钟。在体能测试结束之前、之后和之后5分钟，从毛细血管血液中测定血液中的葡萄糖、阳离子、阴离子、乳酸和酸碱参数水平。结果发表在《匈牙利运动医学综述》（Sportorvosi Szemle）[75]上。最重要的结论详述如下。

在体力消耗下，肌肉增加的能量摄入主要是血液中的糖分子。因此，在研究开始前，所有运动员的血液葡萄糖水平在T1点和T2点下降了25%～34%。在44天后，治疗组的这种下降幅度减至5%～7%。就绝对值而言，到研究结束时，治疗组的葡萄糖水平从最初的1.9～2.6 mmol/L的下降幅度降至0.4～0.5 mmol/L。

身体在感觉到血糖水平下降后，会立即对这种变化做出反应，并从肝脏中调动糖原储备，用于增加血液中的葡萄糖浓度。这就是

在第四个 1 500 米后，尤其是在 5 分钟休息结束时，血糖水平超过测试前的水平的原因。治疗组的运动员在研究的第 0 天血糖浓度增加 9%，44 天后研究结束时休息增加 46%，这表明饮用 DDW 改善了运动员体内葡萄糖的调动。

同样，观察到对照组和治疗组的乳酸水平存在显著性差异。在饮用 DDW 44 天后，乳酸的浓度显著低于对照组（1.44 mmol/L 对 2.54 mmol/L）。更重要的是，在前三次测量时（T1 ～ T3），该水平仍然很低（T1：1.54 ～ 2.52；T2：2.62 ～ 4.93；T3：6.29 ～ 8.91 mmol/L）。这表明，治疗组细胞较晚出现缺氧，或可以更有效地消除乳酸。

体力消耗导致的酸化（代谢性酸中毒）会导致所谓的血清阴离子间隙偏高。这意味着血清中带正电和带负电的离子（Na^+、K^+、Ca^{2+}、Mg^{2+} 和 HCO_3^-、Cl^-）之间大约 10 mmol/L 的浓度差将增加。其原因是乳酸盐浓度增加。在这项研究中，饮用 DDW 的治疗组在 T1 ～ T3 时的阴离子间隙明显小于另一组。这一发现证实细胞可更好地补偿低氘水浓度的代谢变化，改善组织的氧合。

上述数据解释了饮用低氘水的人为什么感觉更有活力的原因。这些发现也证实了实验结果，即低氘水会促进体内有益过程，并且这些过程在体能活动期间很明显。

值得注意的是，由于使用 105 ppm DDW，氘浓度降低了 10 ～ 20 ppm，可为身体提供最佳氘水平，从而改善其功能。前面已论述，如果碳水化合物是主要能量来源，它们可将身体的氘浓度维持在大约 150 ppm。这是因为在过去的 50 到 60 年间，营养科学已证明动物脂肪会促进心血管疾病进展，并建议将增加碳水化合物摄入以及减少脂肪摄入作为解决此问题的方法。结果，全世界糖尿病患者的数量大约为 3 亿。在发达国家，大多数人口超重或肥胖。

对于健康人群而言，建议饮用浓度为125 ppm或105 ppm的DDW并改变饮食提高体能。改变饮食是指减少碳水化合物摄入，增加脂肪摄入，为身体提供最佳功能所需的氘水平。

不同营养素中的氘浓度摘要表

椰子水	156 ppm	菠菜	136 ppm
可溶性玉米纤维	155 ppm	松软干酪	136 ppm
普通面粉	150 ppm	可可脂	132 ppm
蛋	146 ppm	花生酱	131 ppm
甜菜糖	146 ppm	橄榄油	130 ppm
玉米	145 ppm	葵花籽油	130 ppm
高粱	144 ppm	Preventa-125	125 ppm
马铃薯	143 ppm	岩芹酸	125 ppm
卷心菜	143 ppm	牛奶制成的黄油	124 ppm
小麦	142 ppm	牛脂肪	121 ppm
胡萝卜	142 ppm	猪油	118 ppm
燕麦	141 ppm	棕榈坚果油	117 ppm
红甜菜	138 ppm	Preventa-105	105 ppm
猪肉	138 ppm	Preventa-85	85 ppm
牛肉	138 ppm	Preventa-65	65 ppm
鸡肉	137 ppm	Preventa-45	45 ppm
酪蛋白酸钠	137 ppm	Preventa-25	25 ppm

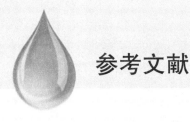

参考文献

[1] J. M. Bishop, "Cancer: the rise of the genetic paradigm", Genes and Development, 9, p. 1309, 1995.

[2] T. N. Seyfied, Cancer as a Metabolic Diseases, John Wiley and Sons, 2012.

[3] O. Warburg, The Metabolism of Tumors, New York: Richard R. Smith, 1930.

[4] A. Bruce, B. Dennis, L. Julian, R. Martin, R. Keith and D. W. James, Molecular Biology of the Cell, New York: Garland Publishing Inc., 1989.

[5] Y. Yang, A. N. Lane, C. J. Ricketts, C. Sourbier, M-H. Wei, B. Shuch, L. Pike, M. Wu, T. A. Roualt, G. L. Boros, T. W. Fan and W. M. Linehan, "Metabolic Reprogramming for Producing Energy and Reducing Power in Fumarate Hydratase Null Cells from Hereditary Leiomyomatosis Renal Cell Carcinoma", PLOS One, 8, p. 72179, 2013.

[6] D. S. Wishart, "Is Cancer a Genetic Disease or a Metabolic Disease?", EBioMedicine, 2, pp. 478–479, 2015.

[7] WHO, "https://www.who.int/health-topics/cancer#tab=tab_1" 2018.

[8] T. Beardsley, "A war not won", Scientific American, 130, pp. 118–126, 1994.

[9] American Cancer Society, American Cancer Society Cancer Facts and Figures 2018, 2018.

[10] A. Szent-Györgyi, "The living state of cancer", Physiol Chem Phys, 12, pp. 99–110, 1980.

[11] A. Szent-Györgyi, "The Living State and Cancer. In: Submolecular Biology and Cancer" in Ciba Foundation Symposium 67, 1979.

[12] G. Somlyai, G. Jancsó, G. Jákli, K. Vass, B. Barna, V. Lakics and T. Gaál, "Naturally occurring deuterium is essential for the normal growth rate of cells", FEBS Lett., 317, pp. 1–4, 1993.

[13] T. Berkényi, G. Somlyai, G. Jákli and G. Jancsó, "Csökkentett deutérium-tartalmú (Dd-víz) alkalmazása az állatgyógyászatban", Kisállatorvoslás, 3, pp. 114–115, 1996.

[14] G. Somlyai, "Biologische Auswirkungen von Wasser mit vermindertem Deuteriumgehalt. Acta medica empirica", Acta medica empirica, 7, pp. 381–388, 1997.

[15] G. Somlyai, G. Laskay, T. Berkényi, Z. Galbács, G. Galbács, S. A. Kiss, G. Jákli and G. Jancsó, "The Biological Effects of Deuterium-Depleted Water, a Possible New Tool in Cancer Therapy", Z. Onkol. J. of Oncol., 30, p. 4, 1998.

[16] G. Somlyai, G. Laskay, T. Berkényi, G. Jákli and G. Jancsó, "Naturally occuring deuterium may have a central role in cell signalling" in Synthesis and Application of Isotopically Labelled Compounds, J. R. Heys and D. G. Mellilo, szerk., John Wiley & Sons Ltd., 1998, pp. 137–141.

[17] G. Laskay, G. Somlyai, G. Jancsó and G. Jákli, "Reduced deuterium concentration of water stimulates O2-uptake and electrogenic H+-efflux in the aquatic macrophyte Elodea Canadensis", Japanese Journal of Deuterium Sciences, 10, pp. 17–23, 2001.

[18] G. Somlyai, G. Jancsó, G. Jákli, T. Berkényi, Z. Gyöngyi and I. Ember, "The Biological Effect of Deuterium Depleted Water, a Possible New Tool in Cancer Therapy", Anticancer Research, 21, p. 1617, 2001.

[19] M. Szabó, Z. Sápi, T. Berkényi and G. Somlyai, "A deutérium-megvonás hatása állati tumorokra and azok pathológiás képére", Az állatorvos, III, 7–8, pp. 22–23,26–27, 2003.

[20] G. Somlyai, "A természetben megtalálható deutérium biológiai jelentősége: a deutériumdepletio daganatellenes hatása", Orvosi Hetilap, 151, pp. 1455–1460, 2010.

[21] G. L. Boros, P. D. Dominic, E. K. Howard, P. R. Justin, J. M. Emmanuelle and G. Somlyai, "Submolecular regulation of cell transformation by deuterium depleting water exchange reactions in the tricarboxylic acid substrate cycle", Medical Hypotheses, 87, pp. 69–74, 2016.

[22] G. Somlyai, T. C. Que, J. M. Emmanuelle, H. Patel, P. D. Dominic and G. L. Boros, "Structural homologies between phenformin, lipitor and gleevec aim the same metabolic oncotarget in leukemia and melanoma", Oncotarget, 25, pp. 50187–50192, 2017.

[23] L. G. Boros, G. Somlyai, T. Q. Collins, H. Patel and D. R. Berger, "Serine Oxidation via Glycine Cleavage (SOGC) Continues its Emergence as a Hallmark of Defective Mitochondria", Cell Metabolism, 23, pp. 635–648, 2016.

[24] C. Feng-Song, Z. Ya-Ru, S. Hong-Cai, A. Zong-Hua, A. Su-Yi, Z. Su-Yi and W. Ju-Yong, "Deuterium-depleted water inhibits human lung carcinoma cell growth by apoptosis", Experimental and Therapeutic Medicine, 1, pp. 277–283, 2010.

[25] W. Bild, I. Stefanescu, I. Haulica, C. Lupusoru, G. Titescu, R. Iliescu and V. Nastasa, "W. Bild, I. Stefanescu, I. Haulica, C. Lupusoru Research concerning the radioprotective and immunostimulating effects of deuterium-depleted water", Rom. J. Physiol., 36, pp. 205–218, 1999.

[26] I. Siniak, V. S. Turusov, A. I. Grigor'ev, D. G. Zaridze, V. B. Gaidadymov, E. I. Gus'kova, E. E. Antoshina and L. S. Trukhanova, "Consideration of the deuterium-free water supply to an expedition to Mars", Aviakosm Ekolog Med., 37, pp. 60–63, 2003.

[27] I. Paduraru, L. Jerca, A. Berbec, W. Wild, C. Lupusoru, I. Haulica, O. Paduraru and O. Jerca, "Deuterium depleted water effects over

some oxidative stress parameters", Roum. Biotech. Lett., 5, pp. 273–278, 2000.

[28] V. S. Tyrysov, I. Siniak, E. E. Antoshina, L. S. Trykhanov and T. G. Gor'kova, "The effect of preliminary administration of water with reduced deuterium content on the growth of transplantable tumors in mice", Vopr. Onkol., 52, pp. 59–62, 2006.

[29] H. Wang, C. Liu, W. Fang and H. Yang, "Research progress of the inhibitory effect of deuterium-depleted water on cancers", J. South Med Univ, 32, 2012.

[30] Y. Kamal and K. Lida, "Deuterium Depleted Water Inhibits the Proliferation of Human MCF7 Breast Cancer Cell Lines by Inducing Cell Cycle Arrest", Nutrition and Cancer, 71, pp. 1019–1029, 2019.

[31] C. J. Collins and N. S. Bowman, Isotope Effects in Chemical Reactions, Van Nostrand Reinhold: New York, 1971.

[32] P. W. Rundel, J. R. Ehleringer and K. A. Nagy, Stable Isotopes in Ecological Research, New York: Springer, 1988.

[33] G. Jancsó, Isotope Effects. In: Handbook of Nuclear Chemistry, Dordrecht, Netherlands: Kluwer Academic Publishers, 2003, pp. 85–116.

[34] International Atomic Energy Agency, Statistical Treatment of Data on Environmental Isotopes in Precipitation: Technical Report Series, Vienna, 1992, p. 781.

[35] A. T. Burcin Alev Tuzuner and Y. Aysen, "Is it Possible to Prepare Deuterium Depleted Water at Home?", Clinical and Experimental Health Sciences, 28, pp. 226–227, 2018.

[36] J. J. Katz and H. L. Crespi, Isotope Effects in Biological Systems. In: Isotope Effects in Chemical Reactions, New York: Van Nostrand Reinhold, 1971, pp. 286–363.

[37] D. M. Czajka, A. J. Finkel, C. S. Fischer and J. J. Katz, "Physiological effects of deuterium on dogs", Am. J. Physiol., 201, p. 357, 1961.

[38] H. Ziegler, C. B. Osmond, W. Stichler and P. Trimborn, "Hydrogen isotope discrimination in higher plants: Correlations with photosynthetic pathway and environment", Planta, 128, pp. 85–92, 1976.

[39] O. L. Sternberg, J. M. Deniro and B. H. Johnson, "Isotope Ratios of Cellulose from Plants Having Different Photosynthetic Pathways", Plant Physiol, 74, pp. 557–561, 1984.

[40] F. E. Marilyn, F. Estep and C. H. Thomas, "Stable Hydrogen Isotope Fractionations during Autotrophic and Mixotrophic Growth of Microalgae", Plant Physiology, 67, pp. 474–477, 1981.

[41] J. R. Richard, J. Robins, B. Isabelle, D. Jia-Rong, G. Sébastien Guiet, P. Sébastien Pionnier and Z. Ben-Li, "Measurement of 2H distribution in natural products by quantitative 2H NMR: An approach to understanding metabolism and enzyme mechanism?",

Phytochemistry Reviews, 2, pp. 87–102, 2003.

[42] R. J. Robins, G. S. Remaud and I. Billault, "Robins, R. J., Remaud, G. S. & Billault, I. Natural mechanisms by which deuterium depletion occurs in specific positions in metabolites", Eur. Chem. Bull. 1(1), 39– 40 (2012)., 1, pp. 39–40, 2012.

[43] Z. Youping, Z. Benli, S. W. Hilary, G. Kliti, H. H. Charles, G. Arthur, E. K. Zachary and D. F. Graham, "On the contributions of photorespiration and compartmentation to the contrasting intramolecular 2H profiles of C3 and C4 plants sugar", Phytochemistry, 145, pp. 197–206, 2017.

[44] G. Somlyai, I. Somlyai, I. Fórizs, G. Czuppon, A. Papp and M. Molnár, "Effect of systemic subnormal deuterium level on metabolic syndrome related and other blood parameters in humans: A preliminary study", Molecules, 25, p. 1376, 2020.

[45] A. Kotyk, M. Dvorakova and J. Koryta, „Deuterons cannot replace protons in active transport processes in yeast", FEBS Letters, 264, pp. 203–205, 1990.

[46] G. Török, M. Csík, A. Pintér and A. Surján, Török, G. "A táptalajok „normálistól" eltérő deutérium koncentrációjának hatása a baktériumok szaporodására and mutagenezisére", Egészségtudomány, 44, pp. 331–338, 2000.

[47] J. Pouyssegur, J. C. Chambard, A. Franchi, S. Paris and E. Van Obberghen-Schilling, "Growth factor activation of an amiloride-

sensitive Na$^+$/H$^+$ exchange system in quiescent fibroblasts: coupling to ribosomal protein S6 phosphorylation", Proc. Natl. Acad. Sci., 79, pp. 3935–3939, 1982.

[48] J. Pouyssegur, C. Sardet, A. Franchi, G. L'Allemain and S. A. Paris, "A specific mutation abolishing Na+/H+ antiport activity in hamster fibroblasts precludes growth at neutral and acidic pH", Proc. Natl. Acad. Sci., kötet 81, pp. 4833–4837, 1984.

[49] R. Perona and R. Serrano, "Increased pH and tumorigenicity of fibroblasts expressing a yeast proton pump", Nature, 334, pp. 438–440, 1988.

[50] O. Warburg, "On the origin of cancer cells", Science, 123, pp. 309–314, 1956.

[51] R. E. Harris, "Cyclooxygenase-2 (cox-2) and the inflammogenesis of cancer", Subcell Biochem, 42, pp. 93–126, 2007.

[52] G. Somlyai, Győzzük le a rákot, Budapest: AKGA Junior Kiadó, 2000.

[53] Z. Gyöngyi and G. Somlyai, "Deuterium Depletion can Decrease the Expression of c-myc, Ha-Ras and p53 Gene in Carcinogen-Treated Mice", In vivo, 14, pp. 437–440, 2000.

[54] Z. Gyöngyi, F. Budán, I. Szabó, I. Ember, I. Kiss, I. Ember, I. Kiss, K.Krempels, I. Somlyai and G. Somlyai, "Deuterium Depleted Water Effects on Survival of Lung Cancer Patients and Expression of Kras, Bcl2 and Myc Genes in Mouse Lung",

Nutrition and Cancer, 65, pp. 240–246, 2013.

[55] K. G. Geiss, E. R. Bumgarner, B. Birditt, T. Dahl, N. Dowidar, L.D. Dunaway, L. ....Hood and K. Dimitrov, "Direct multiplexed measurement of gene expression with color-coded base pairs", Nature Biotechnology, 26, pp. 317–325, 2008.

[56] G. Somlyai, I. Somlyai, Z. Gyöngyi and G. L. Boros, "Effects of deuterium on cell growth, gene expression, survival and relapse rates of cancer patients" in 4th International Congress on Deuterium Depletion, Budapest, 2019.

[57] T. Strekalova, M. Evans, A. Chernopiatko, Y. Couch, J. Costa-Nunes, R. Cespuglio, L. Chesson, J. Vignisse, H. W. Steinbusch, D. C. Anthony, I. Pomytkin and K. P. Lesch, "Deuterium content of water increases depression susceptibility: The potential role of a serotonin-related mechanism", Behavioural Brain Research, 277, pp. 237–244, 2015.

[58] C. Mladin, A. Ciobica, R. Lefter, A. Popescu and W. Bild, "Deuterium-depleted water has stimulating effects on long-term memory in rats", Neuroscience Letters, 583, pp. 154–158, 2014.

[59] D. S. Ávila, G. Somlyai, I. Somlyai and M. Aschner, "Anti-aging effects of deuterium depletion on Mn-induced toxicity in a C. elegans model", Toxicology Letters, 211, pp. 319–324, 2012.

[60] B. Aditya, M. T. Imad, R. J. Cerhan, K. A. Sood, J. P. Limburg, J. P. Erwin and M. V. Montori, "Efficacy of Antioxidant

Supplementation in Reducing Primary Cancer Incidence and Mortality: Systematic Review and Meta-analysis", Mayo Clin. Proc., 83, pp. 23–34, 2008.

[61] Z. Xuepei Zhang, G. Massimiliano, A. Chernobrovkin and A. R. Zubarev, "Anticancer effect of deuterium depleted water-redox disbalance leads to oxidative stress", Molecular & Cellular Proteomics, 18, pp. 2373–2387, 2019.

[62] W. Yongfu, Q. Dongyun, Y. Huiling, W. Wenya, X. Jifei, Z. Le and F. Hui, "Neuroprotective Effects of Deuterium-Depleted Water (DDW) Against H_2O_2-Induced Oxidative Stress in Differentiated PC12 Cells Through the PI3K/Akt Signaling Pathway", Neurochemical Research, 45, pp. 1034–1044, 2020.

[63] G. Somlyai, M. Molnár, I. Somlyai, I. Fórizs, G. Czuppon, K. Balogh, O. Abonyi and K. Krempels, "A szervezet szubnormális deutériumszintjének kedvező élettani hatása a glükózintoleranciára, valamint a szérum HDL- and és Na+-koncentrációra", Egészségtudomány, LVIII, 2014.

[64] G. Somlyai, I. L. Nagy, L. Puskás, G. Fábián, Z. Gyöngyi, K. Krempels, I.Somlyai, G. Laskay, G. Jancsó, G. Jákli, A. Kovács, I. Guller, D. Avila and M. Ashner, "Hydrogen membrane transport activity coupled with changing deuterium/hydrogen ratio may be a key proliferation signal for the cells" in 4th Annual Meeting of the International Society of Proton Dynamics in Cancer, 10 Oct–

12 Oct, Garching, Germany, 2013.

[65] K. Krempels, I. Somlyai, Z. Gyöngyi, I. Ember, K. Balog, O. Abonyi and G. Somlyai, "A retrospective study of survival in breast cancer patients undergoing deuterium depletion in addition to conventional therapies", Journal of Cancer Research & Therapy, 1, pp. 194–200, 2013.

[66] A. Kovács, I. Guller, K. Krempels, I. Somlyai, I. Jánosi, Z. Gyöngyi, I. Szabó, I. Ember and G. Somlyai, "Deuterium Depletion May Delay the Progression of Prostate Cancer", Journal of Cancer Therapy, 2, pp. 548– 556, 2011.

[67] L. G. Boros, E. J. Meuillet, I. Somlyai, G. Jancsó, G. Jákli, K. Krempels, L. G. Puskás, L. Nagy, M. Molnár, K. R. Laderoute, P. A. Thompson and G. Somlyai, "Fumarate hydratase and deuterium depletion control oncogenesis via NADPH-dependent reductive synthesis" in AACR 2014-Annual Meeting, April 5–9, San Diego, CA, USA, 2014.

[68] K. Krempels, I. Somlyai and G. Somlyai, "A retrospective evaluation of the effects of deuterium depleted water consumption on four patients with brain metastases from lung cancer", Integrative Cancer Therapies, 7, pp. 172–181, 2008.

[69] R. B. Corcoran and B. A. Chabner, "Application of cell-free DNA analysis to cancer treatment", N Engl J. Med., 379, pp. 1754–1765, 2018.

[70] C. Abbosh, N. J. Birkbak, G. A. Wilson and C. Swanton, "Phylogenetic ctDNA analysis depicts early-stage lung cancer evolution", Nature, 545, pp. 446–451, 2017.

[71] T. Minamoto, E. Wada and I. Shimizu, "A new method for random mutagenesis by error-prone polymerase chain reaction using heavy water", Journal of Biotechnology 157:71–74., 157, pp. 71–74, 2011.

[72] J. Boren, M. Cascante, S. Marin, B. Comín-Anduix, J. J. Centelles, S. Lim, S. Bassilian, S. Ahmed, W. N. Lee and L. G. Boros, "Gleevec (STI571) influences metabolic enzyme activities and glucose carbon flow toward nucleic acid and fatty acid synthesis in myeloid tumor cells", J Biol Chem., pp. 37747–37753, 2001.

[73] N. Mut-Salud, P. Juan Álvarez, J. Manuel Garrido, E. Carrasco, A. Aránega and F. Rodrígez-Serrano, "Antioxidant Intake and Antitumor Therapy: Toward Nutritional Recommendations for Optimal Results", Oxid Med Cell Longev., p. 6719534, 2016.

[74] M. Molnár, K. Horváth, T. Dankó and G. Somlyai, "Effect of deuterium oxide (D2O) content of drinking water on glucose metabolism on STZ-induced diabetic rats" in Proceedings of the 7th International Conference Functional Foods in the Prevention and Management of Metabolic Syndrome, 2010.

[75] I. Györe and G. Somlyai, "Csökkentett deutérium tartalmú ivóvíz hatása a teljesítőképességre sportolóknál", Sportorvosi Szemle, 46, pp. 27–38, 2005.

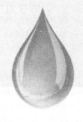

致　谢

　　在过去几十年里，我得到了很多人的帮助、支持和鼓励。若要感谢他们，我可能需要用整整一章的篇幅。回顾过去，可以说我们正在挑战一项"不可能完成的任务"，在20世纪90年代初，我们拥有的只是仅仅半年的研究成果和一个雄心勃勃的目标，即开发一种不良反应最少、更有效的抗癌药物。我们成立了HYD LLC for Cancer Research and Drug Development，并取得了实现这一目标的第一批科学成果，我们知道注册一种药物的成本为920 000 000 ～ 1 836 000 000美元（即3 000亿～ 6 000亿匈牙利福林）。我们公司最初只有1 500美元（500 000匈牙利福林）的可用资金。在此后的几十年里，全世界都注意到了我们的研究成果和相关药物开发。今天，许多领先大学和研究机构正在研究氘的生物效应、其生理作用以及低氘水对多种适应证的疗效。我们注册了世界上第一款低氘水兽用药（Vetera-DDW-25®）。20多年前，我们推出了世界领先的Preventa产品系列低氘水饮用水，受国际商标保护，并在全球50多个国家销售。我们已成功实施一项重大制药投资，这是全球第一条符合国际标准的低氘水生产线。今天，成千上万的人因饮用低氘水而活着或更长寿。

我们公司HYD LLC for Cancer Research and Drug Development，能有今天的成就，离不开许多人的支持与帮助。首先，我要感谢我的妻子，生物学家Ildikó Somlyai，她的信念、毅力、勤奋、建议和专业精神为我们公司的成功做出了巨大贡献，并帮助我们解决了许多困难和任务。在我写作此书的过程中，她也发挥了关键作用。正是通过她的编辑和校对，我的想法才能得以付诸笔墨，并以书刊的形式留存下来。

　　我还要感谢我的家庭成员，我的女儿Dóra和Szilvia，她们为我们分担了工作，并为我们的成功感到高兴。多年来，我的女儿Dóra勤勉而准确地完成工作，一直是我们团队不可或缺的一部分。我的另一个女儿Szilvia，她是一名通信专业出身的瑜伽教练和营养教练，一直为我们提供支持和帮助。我也非常感激我的父母和老师，是他们开启了我的职业生涯，培养了我对自然科学的兴趣。

　　我要感谢HYD LLC for Cancer Research and Drug Development的所有前任和现任员工、所有者和投资者。我们公司曾经面对并处理了一些挑战和困难，但是我们的同事在每种情况下都表现出一个优秀团队成员的优良品质。

　　我还要特别感谢HYD LLC的所有合伙人。在过去几十年里，我们共同分享成功和面对困难，我们的合作伙伴既分享成功的喜悦，又在困难时给予支持。

　　我们得到了国内外同行的大力支持。他们承认我们在1993年发表的第一篇论文的重要性，并随后加入我们的低氘水研究。我特别要感谢核能研究所的Gábor Jancsó和György Jákli，他们是第一批支持我的人。没有他们的专业知识和帮助，我不可能启动低氘水研究。我还要感谢 László G.Boros 教授（UCLA）和 Roman Zubarev 教授（斯德哥尔摩卡罗林斯卡学院）的工作，他们两人都对探索低氘水的机制做出了重大贡献。Valentin I.Lobyshev（莫斯科国立大学）和 Stephan S.Dzhimak（克拉斯诺达尔库班国立大学）为这项研究做出了贡献，取得了许多成果。与以下匈牙利研究人员的科学合作也极大地促进了我们的研究：Gábor Laskay（†）（塞格德大学）、Miklós Molnár（塞梅维什大学）、László Puskás（塞格德生物研究中心）和 Zoltán Gyöngyi（佩奇大学医学院）。由于该领域研究人员的开放思想和职业道德，截至 2020 年，已发表超过 100 篇关于该主题的国际科学论文，并且论文数量仍在增加。

　　回顾过去三十年，我们在低氘水研究领域发现与世界其他地方相同的原理。有一群人利用他们丰富的知识，试图寻找解决我们现代问题的方法；另一些人有时滥用他们的权力，毫无专业地质疑我们的努力和结果。这就是我们十分欣赏那些受科学好奇心驱使、不带偏见地工作的人的信念、信任和工作的原因。非常感谢这些人的帮助和支持，没有他们，低氘水研究不可能在科学中占有一席之地，没有他们，这一主题不可能获得国际认可。我相信渴望改变健康的人们会实现他们的目标。我希望我们的支持者和合作伙伴分享我们的成功。每一条生命的拯救和延长、保护或康复都是他们的工作和贡献的证明，值得我们每一个人由衷感激和赞赏！

盖波尔·桑利埃博士